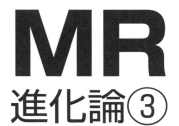

はじめに

　本著は「MR 進化論シリーズ」の第 4 弾です。これまで新人 MR 向けである『ゼロ』を皮切りに、『進化論』、『進化論 2』、そして本著『進化論 3』と文字どおり「進化」してまいりました。

　本シリーズでめざしているのは、MBA コースで習得するマネジメント思考をベースに「考える力」を養うことです。このコンセプトは本著でも踏襲し、単なるハウツーではなく、多面的な見方・考え方を具体的に提示することで、読者の皆様が気づきを得て、熟考する機会を持てるように組み立てました。

　ところで、製薬業界は大きな変革期に入りました。国や業界団体は法規制やルールをより厳しくする方向へ舵を切り、MR の存在意義を問う声は大きくなる一方です。この状況下で製薬企業の社員とりわけ MR や営業関係者の方々は、企業と医療機関、MR とドクターの関係を再考し、今後はどのようにしていくべきか、自分の行く末はどうなるのかと悩まれていらっしゃると思います。

　このような方々にとって、本著が活路を示す羅針盤になれば幸いです。また、顧客への次の打ち手を模索している製薬会社や CSO、医薬品卸会社の MR、MS、所長をはじめとする営業管理職、営業関連スタッフの方々はもちろんのこと、製薬業界での活躍をめざしている就職活動者の方々にもお役に立てれば望外の喜びです。

最後になりますが、本シリーズの出版を継続していただいている医薬経済社の方々には非常にありがたいチャンスを頂戴し、深く感謝致しております。また、執筆に際しては公私ともにお世話になっている方々との交信が欠かせなく、感謝の気持ちでいっぱいです。そして私の生きがいである両親や妻子たちとの日常が充実しているからこそ、読者の皆様に向けて書き続けようという意欲が途切れないのだと思います。このようにたくさんの方々のおかげで本著を上梓できましたこと、心より御礼申し上げます。

　　　　　　2015年新春

　　　　　　　　　　　　　　　　　　　　瀬川　融

目次

はじめに 3

第1章 考え方の広がり 11

決断力を鍛えよう	12
災害時のリーダーシップ	17
創造的思考力を鍛えよう	22
ズーム思考のススメ	27
考えを広げ、新しいアイデアを	32
チェックリストでアイデア発想	37
水平法で広がる思考	42
わたしもイノベーター	47

第2章 心の持ちよう　53

- どうすれば信頼を得られるか　54
- 顧客志向はどうしたら根付くか　59
- 「気がきく人」をめざそう　64
- 老荘思想でホッとひといき　69
- 相手に話をしてもらうには　74
- やる気を引き出す顧客のコトバ　79
- 印象深いMRになろう　84
- 聞き上手になろう　89

第3章 　活動のヒント　　95

　病院の立場で考える薬の口座　　96
　インターンシップと社内留学　　101
　進化するドクターの勉強会　　105
　社会貢献活動を梃に　　109
　もっとインターネットを活用しよう　　114
　医療の行方〜ふたつのシナリオ　　119
　MR職と人生戦略　　124
　病院はどこにいくのか　　129

第4章　チーム力アップ　135

能力開発は二人三脚で　136

会議をカイゼンしよう　141

男女の違いを知って生かそう　146

キーワードは「つなげる」　151

悩みを聞いて、自立性を育む　156

平成世代とのかかわり方　161

パワーランチのススメ　166

メンバーの能力を引き上げるには　171

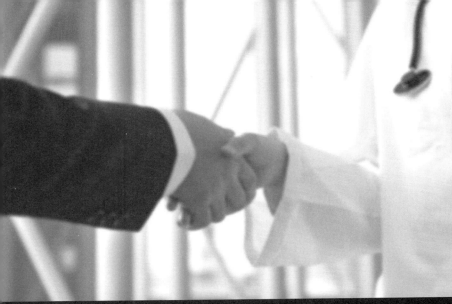

第1章
考え方の広がり

私たちの脳は怠け者なため、思考回路は放っておくと
ワンパターンになりがちです。
そうなるといつもと同じアイデアしか思い浮かばず、
期待されるイノベーションは望めません。
多様で柔軟な思考回路を維持するためには、
意識して新しいものの見かた・考え方を取り入れ、
試行錯誤しながら自分のものにしていくしかありません。
本章では考え方を広げる一助になることをめざし、
さまざまな思考方法を取り上げます。

第1章　考え方の広がり

決断力を鍛えよう

　グローバル化した世界での日本の迷走ぶりを見ていると、つくづく日本人は物事を決断できない民族だと感じます。この国民性がどうして生まれたのかについてはさまざまな論説がありますが、ひとつは日本では子どもの頃から自分で考え、選び、決めるという機会が少なかったからかもしれません。いっぽう、おもにビジネスマンが履修するMBAコースでは、学問的に広く浅く網羅するため深いところまでは学びませんが、ビジネスにおいて決断するために必要な情報の収集・選別・判断のしかたをトレーニングします。
　決断にはプロセスがあり、それは①情報収集、②集めた情報で判断、③判断に基づく決断の三段階です。

①情報収集については、50の情報よりも60の情報があれば正しい判断ができる確率が高くなるため、とにかくたくさんの情報を集める努力をすることが大切です。私たちが陥りやすい落とし穴は、ついつい「情報収集はこれで十分」と納得し早い段階で情報収集やその分析を終了してしまうことです。そうではなく締め切りまで諦めずに、時間価値を最大限有効活用するという発想が成果を生みだします。
②判断の際には新しい情報が入ってきたらフレキシブルに変える余裕を持つことが大切で、これは「ぶれる」とは異なるものです。新たな情報が加わる毎にメリット・デメリット分析を行い、バランスが良い

選択肢を絞り込んでいくのです。
③決断のクオリティを上げるためには、スピード感を持って小さな判断を繰り返す方法もあります。そうすれば個々の決断の正確性が低くなってしまったとしても、最終的には質の高い決断ができるようになると言われます。

　日々の業務からランチのメニューまで、私たちの身の回りには「決断の機会」がたくさんありますが、ビジネスにおいてはステークホルダーの思惑が複雑に絡み合うため、些細なことでも決めるのは難しいものです。決められない原因を払拭する考え方のひとつに「サンク・コスト（sunk cost）」という概念があります。これはMBAコースで学ぶ代表的な概念で、「すでにおこなってもう取り返すことができない投資や決定は、その後の意思決定に反映させてはいけない」という考え方です。

　例えば「これまで百億円投資したが状況が変わり、現状ではメリットよりデメリットが大きくなった。引き続き投資を続けてもリターンが見込めない」というケース。このような場合私たちの職場では「これまでお金も時間も使ったのだから、中止したらもったいない、続けよう」という声が大きくなりがちです。しかし過去の投資はもう戻ってきませんのでサンク・コストとして頭の片隅に追いやり、現時点から今後のコスト・ベネフィットを分析して判断したほうが質の高い決断ができるということです。

　私たち日本人は「もったいない」の観念を大切にするためサンク・コストは理解しにくい概念かも知れませんが、物事を判断する上でとても有効的な考え方です。ともすれば私たちは引き返すべき局面で「せっかくここまでやってきたのだから」とずるずる続けてしまうことがあります。人間関係のしがらみもありますが、引きずらないで思

い切って放念し、未来のことに集中して考えたほうがいいと思います。常に時間軸を頭に入れ、「これまでどれだけ投資してきたから」ではなく「これからを考えた時にどちらの道に進むのが良いか」という視点で考えましょう。

　さて、決断も練習でそのスキルを伸ばすことができます。まず気持ちの持ちようですが、最初から完璧な決断はできないのでTry & Errorで練習し、失敗しても仕方ないこと、フェアウェイではなくラフでも許す気持ちを持ちましょう。そして自分の価値観を元に立ち位置を決めます。立ち位置が固まるとそこから踏み出すのは容易ですし、自分が安心できる分野を作っておくとそこから周りを見渡しやすくなるものです。

　一つひとつの決断の経験は成否にかかわらず全て貴重であり、決断力アップの糧になります。経験の種類が多様なほどその価値は高まり、一見いまの自分の仕事やキャリアに関係のない経験が、将来意外な場面で役立つのはよくあることです。つまりチャレンジを選択する場面に恵まれた際、現在の自分と関連性の低い経験ができる道を選んだほうが将来の血肉となりやすいのです。

　選択肢を判断する際にはできるだけ客観的な見かたを心がけましょう。客観視するためにはコスト・ベネフィット分析が役立ちます。それぞれの選択肢のメリット・デメリットを書き出し整理し、どれが最適か自分で考え判断する習慣をつけましょう。選択肢を選んだらその判断を自己評価し、どうしてその判断に辿り着いたのか、情報収集や分析は十分だったかを反省します。意識して選んで評価する‥その繰り返しです。

　後進の育成に関しては、なによりも決断の失敗を経験させることが長期的な成長の糧になります。とはいえ大失敗は本人の負担が大きい

第1章 考え方の広がり

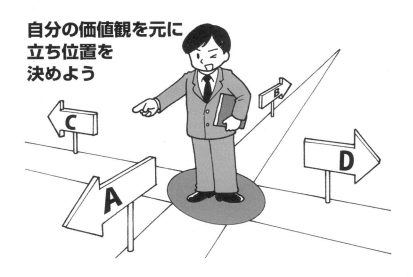

自分の価値観を元に立ち位置を決めよう

ので、先回りしてフォローしリカバリーの利く失敗になるよう心づかいが必要です。人生の先輩としての視野の広さを生かして若手が失敗する状況をセットし、わざと誘い出して失敗を経験させるような、そのような育成方法を考えてみましょう。失敗の経験はその後正しく判断できる確率を格段に高めます。たとえまったく同じケースでなくても過去の経験に基づき選択肢を減らせたり、逆に増やせたりするものです。

　スティーブ・ジョブス氏はスタンフォード大学卒業祝賀スピーチで「コネクティング・ザ・ドッツ」（点と点をつなげる）というエピソードを紹介しました。学生時代に学んだことがずっと後になってイノベーションにつながったというお話です。人生において無駄な経験は

ひとつもないということでしょうか。決断力についても失敗を恐れず積極的に鍛えたいものですね。

参照：決断という技術　柳川範之・水野弘道・為末大　日本経済新聞出版社

第1章　考え方の広がり

災害時のリーダーシップ

　未曾有の東日本大震災を忘れることはありませんが、もし自分が直面したら…というリスクは忘れがちではないでしょうか。わが国では日々6万人ものMRが全国津々浦々に展開しており、いつなんどき災害に遭遇するかわかりません。医療の一端を担う者としての危機管理は十分でしょうか。社員として大切なことは、まずは自分と家族の安全確保、次に自分の安否や状況の報告、そして、会社と連絡が取れなければ各自で行動を判断することです。今回は災害時に望まれるリーダーシップについて、ケーススタディ形式で考えてみましょう。

【A所長…準備万端で冷静】
　ある日の正午近くに強い地震が発生しました。営業所メンバーは全員外勤中で、営業所にはA所長と事務のBさん2人のみ。Bさんは恐怖と不安で動けなくなっていましたが、A所長は事前に調べてあった非常食や避難キットを取り出しつつ、震えているBさんに「大丈夫、心配ない」と落ち着いた声で話しかけました。Bさんは安心したようでした。

　営業所が入居しているビルは停電と断水が起きたものの、強固な作りで建物は無事。安全が確保されたので、A所長は営業所で情報収集し、MRからの状況報告を待つことにしました。A所長は日頃からいざというときの行動規範をMRと共有していたため、自分と家族の

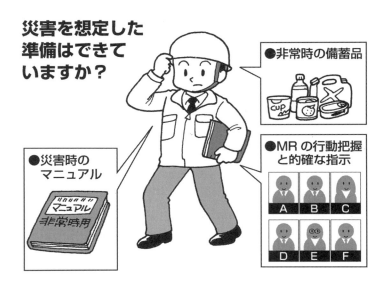

安全確保ができれば、必ず連絡してくると信じていました。

　次々にMRから連絡が入りますが、災害時の行動は周知徹底されているので、各自が粛々と動き、大きなトラブルはありません。MRから指示を仰がれても的確に答えられます。A所長はMRを安心させようと、「各自落ち着いて行動してほしい。私は全員が戻ってくるまで営業所にいる」とメールしました。

　MRの車のトランクには救急箱、水、非常食、毛布など暖を取れるもの、携帯ラジオが入っているはずです。そして全員の訪問予定表を確かめ、ラジオから入手する災害情報と照らし合わせ、現在どの辺りを回っているかを予測。支店長を通じて本社に報告しました。

第 1 章　考え方の広がり

【C 所長…用意不十分で気が動転】
　強い地震が発生したとき営業所メンバーは全員外勤中で、営業所にはC所長と事務のDさん2人のみ。Dさんは動けなくなっていましたが、C所長も同様におろおろするばかり。Dさんに声をかける余裕もありません。非常食や避難キットがどこにあるかもわかりません。Dさんは泣きだし、その後、心の病を患ってしまいました。
　営業所が入居しているビルは安全が確保されたので、C所長は営業所で情報収集し、MRからの状況報告を待つことにしました。MRから続々と報・連・相が入ってきますが、気が動転しているのでマニュアルがあることも忘れ、的確な指示を出せず、MRの不満は募ります。こんなことなら事前に対策を練っておくべきだったと悔やんでも後の祭り。
　会社に緊急時のマニュアルはありますが、全員で共有したことが無かったため、MRの行動が把握できません。むろん、MRの車に緊急時の装備を促したこともありませんでした。しかも悪いことに、全員の訪問予定先や現在どの辺りを回っているのかもわからず、支店長にはあいまいな報告しかできませんでした。

【ケースから考える】
・A 所長と C 所長の違い
　災害発生時には誰でも恐れと不安を感じます。A所長もC所長も大きなストレスを感じたことでしょう。しかし、危機的状況下だからこそリーダーとして奮起していただきたいところです。災害時のショックが大きすぎて心の病になってしまう人もいます。A所長とC所長のケースをご覧いただきましたが、日ごろから備えの意識と行動があるかに加え、心的ストレスがかかった人への配慮の部分で大きな

差が生じてしまいました。

　社員の心のケアまでマニュアル化されている会社は少ないと思いますが、管理職は社員を守る義務があり、それは心身合わせたケアを指すのだと思います。相手の気持ちを慮ったコミュニケーションを図り、できる限り不安要素を取り除くことが災害時のリーダーシップです。

・災害時の行動マニュアル

　皆さんが所属する会社には、災害時の安否確認方法、会社への報告方法がマニュアル化されているでしょうか。それは全社的なものだけでなく、MRに特化したものもあるでしょうか。3.11以降、新たにMR向けマニュアルを整備した会社もあると聞いています。なお、せっかくあるマニュアルが絵に描いた餅になっていないでしょうか。そのマニュアルがいざというときに役立つよう準備が必要です。所課グループ単位でマニュアルの携帯を確認したり、疑問点を話し合ったりすることを疎かにしてはなりません。

・非常食など災害備蓄品

　災害時のために社屋内に備えてあるものを把握していらっしゃいますか？保管場所はどこでしょうか。それは管理職だけでなく社員全員が知っておくべきことです。また、殆どのMRは車で行動するため、社屋の備品と同様の装備携帯が理想です。災害で自分や周りの人が怪我したり道路が不通となったり、営業所や自宅に戻れなくなることを想定し、救急箱、水、非常食、毛布など暖を取れるもの、携帯ラジオをトランクに入れておくと良いでしょう。

第 1 章　考え方の広がり

・MR の行動把握と的確な指示、そして覚悟

　各人の週間予定表にすぐアクセスできるでしょうか。普段から同行していると土地勘が付くので、いざというときの状況把握に役立ちます。災害時の最終判断は各人ですが、MR が相談してきたときには状況判断し、的確な指示を出さねばなりません。この指示が本人の生死にかかわることもあるので、リーダーには覚悟が必要です。一度決断したことは諦めずにやり抜くこと、最終責任は自分が取ることをメンバーに示すことが、特に災害時に不可欠なリーダーシップだと思います。

　私たちはつい「自分は大丈夫」と思うもので、なかなか「その時」のための準備に気が回りません。しかし製薬会社はじめ医療にかかわる企業は、災害時にこそ積極的な貢献が求められます。そしてフィールドで働くMRには医療関係者や患者さんへの支援が望まれます。「その時」のために必要な備えについて、改めて考えていただくきっかけになれば幸いです。

第1章 考え方の広がり

創造的思考力を鍛えよう

　課題がある時、普段のやり方で解決できなければ、違った方法で対処する必要に迫られます。しかし、同じ見方やいつもの思考回路では新しいアイデアが出てきにくいので、私たちは本を読んだり人と話したりしながら、これまでとは違った新たな切り口を探しています。

　今回は日本のトップクリエイターの思考回路から、私たちの日々の仕事に活用できそうなヒントを探ります。クリエイティブの仕事とは、顧客の想いを引き出し・伝えるための方法を見つけ、具現化していく仕事。言い換えれば、相手の悩みを吸い上げ、本質を見極め、課題を発見・解決していく仕事と言えるでしょう。これはまさに MR をはじめとする営業担当者の仕事と同じです。さっそくクリエイティブに仕事をするコツを見てまいりましょう。

コツ その1 前例や前提を疑ってみる

　業界や自社の慣習、常識を疑う気概や考え方を持っていないと、物事が大きく変化していきません。なぜなら前提が間違っていたら、どんなに良い仕事をしても的外れになってしまうからです。したがって本社や上司の言うことを鵜呑みにしてはいけません。大切なことは、反発するのではなく前提を再考し、ほんとうにそのアクションがベストなのか、それでビジネスの目標を達成できるのかを今一度考えることです。

例えばA「製品説明会」とB「ドクターへのアンケート」というアクションプランの改善を求められたとしましょう。普通は「Aを良くする」「Bを良くする」のように別々に考えるでしょう。このとき、「そもそもなぜAとBを行うのか？行う目的はなにか？その目的はAとBで達成できるのか？もっと良い方法は無いのか？AとB両方とも必要か？AとBを合わせたらどうなるか？CやDなど他のプランとくっつけられないか？」など自由にオプションを考えてみることで、創造的思考回路が鍛えられます。

コツ その2　人の話を聞き、本意を引き出す

これは、ただ漫然と聞くのではなく、無意識に行っているコミュニケーションを意識的に行うということです。人に気持ち良く話してもらうには、笑顔で相槌を打っていればいいのかもしれませんが、相手からより多くの「実のある話」を得たいならば、相槌だけでは不十分です。相手の頭の中にあるいろいろなことを「コトバ」という見える形にして引き出すという、能動的な行動が必要です。つまり、良い人間関係を築くには、自分から積極的に相手の話を咀嚼し、理解する努力が土壌になるのです。

例えば、相手の話を要約して「それはつまり、○○ということでしょうか？」と確かめる、このひと手間をかけられれば、相手の考えていることと自分が考えていることの整合性をとることができます。「そうです」と言われれば結果オーライですし、「そうではなく、○○です」と言われたら、その言葉でさらに理解が進むに違いありません。また、「もし○○だとしたら、どのようにお考えになりますか？」と仮説を投げかけることも、相手の本意を引き出すのに有効です。

コツ その3　書き出して気持ちを整理

　頭の中で考えていることを紙に書いて「見える化」することは、考えをまとめるための効果的な方法です。文字や図表、絵として書き出すことで、頭の中にあるものが可視化されるのです。手を動かすことが習慣づくと、これまでなんとなく感覚的に処理していた抽象的なことを、ロジックで組み立てることができるようになるといわれます。ipadやPCの傍らには紙とペンを備え、いつでも手が動かせる環境を作ってみてはいかがでしょうか。

　また、人が理解しやすいのは文字＜図表＜絵といわれます。海外では、会議の議事録を文字ではなく絵で描く、という画期的なサービスが生まれています。これは、マネジメントスキルがありかつ絵心のあるデザイナー氏が、白いキャンバスに会議の内容を絵とテロップでまとめてくれるというものです。国籍や年齢にかかわらず感覚的に理解しやすいので、ひと目で会議の内容がわかると評判です。

コツ その4　比喩で本質を伝える

　相手と自分、ふたりの意思疎通さえ難しいのに、相手が複数になると頭の中を一致させるのはとても難しくなります。このような状況下で有用なのが比喩、つまり「これは○○というようなものです」という「見立て」がイメージの共有を助けてくれます。

　例えば、皆さんが新しいスタイルの講演会を提案し、チームメンバーに説明する場面を想定しましょう。演者はパワーポイントに書かれた文字を読むのではなく、「語りかけ」で聴衆にプレゼンテーションするようなイメージの講演会です。言葉を尽くしてこの新企画を説明するよりも、「これはTEDのようなものです」と紹介したほうが、メンバーの頭の中に同じイメージが湧きやすいのではないでしょうか。

第1章 考え方の広がり

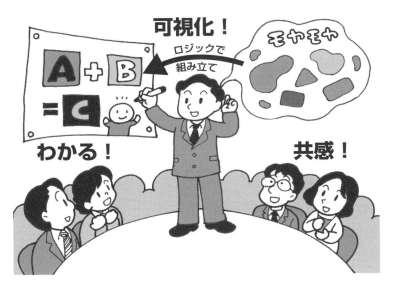

もしTEDを知らないメンバーがいたら、インターネット上の写真や動画を見せることで容易に共有できるのです。

コツ その5 プレゼンは説得より共感の場

　ここ数年の若手MRのプレゼンテーションスキルはとても高く、習ったことのアウトプットは十分できていると思います。日々の訪宣や説明会、また、営業所での会議でも同じことですが、人は、相手から説明され（誘導され）ると抵抗したくなるものです。この本質を忘れてはなりません。

　相手から抵抗ではなく共感を得るには、私たちが心から、相手に伝える内容を信じていることが不可欠です。また、face to faceの面談はもちろん大人数が相手でも、一人ひとりに語りかけるように話すことで共感を呼び起こすことができるといわれます。相手が自分の言

葉をどのように受け止めるかを考えつつ、話す内容を整理しどのように伝えていくかを考えることも欠かせません。

　クリエイティブとかイノベーションとか、自分に期待されていることはわかっていても、応えるのは難しいものです。しかし、クリエイティブと言われている先達の思考回路を真似することで、私たちはその域に近づけると期待します。ぜひ、5つのコツをお試しください。

参照：クリエイティブシンキング　佐藤可士和　　日本経済新聞出版社

第1章　考え方の広がり

ズーム思考のススメ

　今回は私たちの視野を拡げてくれる「ズーム思考」を取り上げ、日々の業務への適用を考えてみたいと思います。ズーム思考とはカメラのレンズのように、対象を拡大したり縮小したりして考えることです。いまの自分の視野がどの位置にあるのかを簡単な問いかけで知ることで、狭くなりがちな視野を拡げることができるのです。自分の活動が目標に沿っているか、業務を進めるのに十分な情報が揃っているかなどのチェックリストと照らし合わせることで、どなたでもこの思考を仕事に応用することができます。

　ちなみに視点が近い状態とは、問題の細かな部分に注意が行ってしまって本質を理解できていない状態です。たとえばドクターの一言ひとことに気を取られすぎて全体の話を見失い、何が真のニーズなのかがわからなくなっているような状態です。いっぽう視点が遠いとは、物事を大きく捉えるあまり、細かくおさえなくてはならない点や微妙なニュアンスを見逃している状態です。例を挙げると、ドクターのグループ化を企画ありきで進めてしまい、個々のドクターの心象や置かれている立場への配慮が足りなくなっているような状態です。さて、ここからは各事例を元に考えてまいりましょう。

目が近すぎませんか？
（事例） ドクターとの会話の中で得た情報を断片的に捉えるあまり、

時代の大きな流れを見逃してしまうことがある。たとえば糖尿病を診ているドクターは認知症やがんにも興味を持っていて、ビジネスチャンスがあると思いつつ新たな打ち手に繋げられていない。
(問いかけ) 個々のドクターの話を並べて全体を考えていますか。ドクターから現在の要望や今後の展望を聞いたら、エクセルなどにまとめて一覧にしていますか。自社製品の適応がある疾患領域と関連のある疾患は何でしょうか。各ドクターの興味の範囲はどの辺りまであるでしょう。

(事例) うまくいかないことがあるとき、自分の安全を最優先にして、ついつい他責にしてしまう。たとえば目標達成できないのは競合他社のせい、処方してくれないドクターのせい、そもそも目標が高すぎるせいなど。
(問いかけ) 他責にして自分が失うものはないでしょうか。もっとも大切なことは何でしょうか。担当の中には実績が上がっている施設や地域がありませんか。そのような、うまくいっている事例をうまくいっていないところに適用することで課題を克服することはできないでしょうか。

(事例) 人に頼まれたら断れず、ついつい許容以上の仕事を受けてしまい、それが負担となりミスにつながることがある。たとえばドクターからの依頼を断れず受けてしまったが、それはルール違反だった。部下や後輩をサポートしてあげたら自分の仕事が疎かになってしまったなど。
(問いかけ) その仕事を引き受ける理由は何ですか。ポジションパワーに屈したり、人情で受諾したりしていませんか。その依頼を受けるこ

全体像を把握すると見えてくるものがある

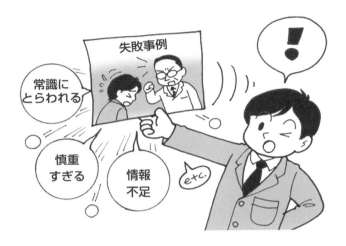

とによって、他の人に不公平や不平感が生まれるようなことはありませんか。ルールは逸脱していませんか。不完全燃焼で自分が苦しくなりませんか。

(事例)耳触りの良い提案があると、よく考えずに飛びついてしまうことがある。しかしそれはベストな選択ではないかもしれない。たとえばアポイントを取りにくいドクターと廊下で会う提案を受けたが、ドクターがアポなしでの待ち伏せ面会をどのように感じるのかが不明でリスクがある状態。
(問いかけ)その提案は自分や組織の目標に沿っているでしょうか。めざす方向と一致しているでしょうか。顧客にとってそれはハッピーなことでしょうか。ほかにどのような選択肢が考えられるでしょうか。

目が遠すぎませんか？

（事例） 目標数字を施設ごと／担当者ごとに細分化しているが、個々の施設／担当者の数字が足りなくても、トータルの数字が良ければ気にせず問題点を見過ごしていることがある。いわゆるどんぶり勘定のため、ほんとうはもっと数字を伸ばせる機会を逸しているかもしれない。

（問いかけ） 個々の目標を達成できない理由は何でしょうか。ほっておいても大丈夫でしょうか。たとえば達成できなかった理由がドクターと面会しなかったからなどの消極的な理由ならば、翌年も同じ結果になりませんか。

（事例） なにか困難があるとき、それは常識だから仕方ない、と積極的な介入を避けていることがある。たとえば施設が訪問禁止かつドクターのアポイントが取れないため面会できないと自動的に結論付け、キャパシティが大きいにも関わらずターゲットから外している状態。

（問いかけ） 本来、営業担当者としてはどのような行動をとるべきでしょうか。常識を覆す秘策はないでしょうか。諦める前に上司や同僚と相談するなど、最期にもう一度だけ検討してはいかがでしょうか。

（事例） 取るべき行動を即決できる／しなくてはならない案件なのに、慎重すぎてデータ分析や聞き取り調査をしているため決断が遅くなっている。たとえばドクターからの依頼に速やかな対応ができず、競合他社に貢献のチャンスを奪われてしまった。

（問いかけ） 案件を進めるのに必要十分な情報は揃っていませんか。足りない情報は何でしょうか。決断が遅れるとどのような損失が発生するでしょうか。投資とリターンのバランスはどうなっていますか。

第 1 章　考え方の広がり

(事例) 問題が発生したとき、深く考えずにセオリーに沿った対処方法を選んでしまう。その方法がベストかどうかは自信が無い。たとえばドクターが怒っているときに、その理由をきちんと理解しないままひたすら謝るようなケース。
(問いかけ) いつもと同じ対処法ではなく、新しい方法は無いでしょうか。ほんとうにその方法で問題が解決するでしょうか。他に近道はないでしょうか。誰にアドバイスを求めれば道が開けるでしょうか。

　視点の高さ・広さは人生経験の質や量と比例するところが大きいのですが、訓練で伸ばすことができるものだと思います。「もし○○だったらどのように考えるだろうか」と自問し、置かれている状況を上空から俯瞰しているイメージを思い浮かべる。そして自分の視野がどの辺りにあるのかを認識しつつ、全体像を把握するため複数の視野を持つことが大切です。

参照：ハーバードビジネスレビュー 2011 年 9 月号「ズーム型思考のすすめ」
ロザベス・モス・カンター　ダイヤモンド社

第1章　考え方の広がり

考えを広げ、新しいアイデアを

　最近新しいアイデアは出ていますか？誰でも日常に忙殺されていると頭が固くなり、考えることがおっくうになってくるものです。しかしそれでは進歩がありません。私たちは「思考の枠」というもの、いわゆる「先入観」とか「考えの幅」などと言われるものをもっています。アイデアは思考の枠の中から出てくるものなので、新しいアイデアを出すためには意識的に枠を広げたり、枠を超えたりする必要があります。発想の幅を広げるにはどうすればいいのか、どうすれば新しいアイデアが生まれるのか、一緒に考えてまいりましょう。

思考の枠組みを広げ、偏らせるものから逃れる
　まずは私たちの考えを縛っているものの存在を知ることから始めましょう。思考を支配するものは固定観念や思い込み、気分など個人特有のものと、暗黙のルールや常識など周囲の影響があります。そのため人によって思考の枠組みの大きさや範囲、偏り方が違うのは当然なのです。この当たり前のことを再確認したうえで、思考の枠を広げるためには３つの方法があるといわれます。それは①物事を決める前にもう一度見直す、②これはそもそも…と根本的な問いかけをしてみる、③ひとりで決めずに周りの人と話し合う場を設けるというものです。たとえば担当先のどのドクターに学術講演会を案内するかは自分で決めることが多いでしょうが、①決めた先がほんとうにそれでいい

のか、②そもそも講演会の案内がそのドクター対策に有効なのか、③営業所の同僚や所長に相談してみることで、自分の考えを広げることができるでしょう。

さて、ここで思考を偏らせるものの例を挙げます。思考の拡大を邪魔する要因を知ることで、そこに引き込まれないようになるでしょう。次のふたつの質問を考えてみてください。

問1：日本の女性医師数は 10万人より少ないでしょうか？
問2：日本の女性医師数は 何万人でしょうか？

さて、皆さんはどれくらいの人数を想像されたでしょうか？問2についてはおそらく問1の10万人という数字に引っ張られ、8万人くらいの数字を思い浮かべられたのではないでしょうか？（正解は約5万5千人：2010年）このような質問をされると、先に提示された数字に引っ張られた数字を推測しがちです。これはアンカリングとよばれる効果です。このアンカリングは一例で、他にもさまざまな偏りがあります。思考の偏りから逃れるための問いかけは以下のようなものがありますので、物事を決める前に問いかけてみてください。説明会の例で考えましょう。

・有名だから、聞いたことがあるから、知っているからいいのか？
→　説明会のお弁当を選ぶ際、有名なデパートや料理屋のお弁当だからといって必ず喜ばれるとは限りません。召し上がっていただく相手に美味しかった、良かったと思っていただくようにするためにはひと工夫が必要です。ひょっとすると皆さんの説明会の前日に、競合他社が皆さんと同じお弁当を先方に持って行っているかもしれません。も

しそうであれば豪華なお弁当でも二日連続では飽きてしまうでしょうから、先方の満足度は低くなってしまいます。

・**深く考えずに、前例に従うだけでいいのか？**
→　前任者から引き継いだ得意先では説明会を頻回に行っていましたので、まずは皆さんもそのようにされるかもしれません。それでもしばらくしてドクターとコミュニケーションが取れたら相談することが必要でしょう。ひょっとするとMRに言われると断れないタイプの内気なドクターで困っていたかもしれませんし、昼休みの往診が増えて説明会を減らしたいと思っていらっしゃるかもしれません。そのような時に説明会の開催頻度についてMRから打診があれば、ドクターは自分を気遣ってくれたと好印象を持つでしょう。

視点や立ち位置を変えて考える

　次に視点や立ち位置による違い、立場が異なれば見方も変わることを確認しましょう。積極的に自分の立ち位置を変えてみて、発想を膨らませることを体感してみてください。視点は3点、マクロとミクロとトレンドです。マクロとは高い位置から客観的に物事をとらえる視点、ミクロは地に足の着いた現場の視点、トレンドは流れや方向性をさします。そして立ち位置も3点、自分からと相手からと第三者の立場からです。

　相手の立場になりきれば自分が出したアイデアについて問題がないか評価できますし、第三者の視点から見れば、自分と相手にとってWin-Winなアイデアかどうかを冷静に判断することができるでしょう。また、性別によっても決断のプロセスが異なると言われます。ドクターや薬剤師、患者さんや医療スタッフ・経営者、MSや競合他社

第1章 考え方の広がり

私たちの考えを縛っている枠を超えていこう！

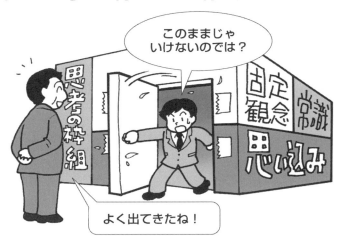

MR、同僚や上長など、それぞれの立場に立って考える習慣を付けましょう。

思い込みから逃れるための問いかけ

　「なぜ？どうして？」という問いかけは、思考の枠組みをなくす魔法の言葉です。具体的な理由を考えることで思考回路を刺激し、新たな発想を生み出すことができるものです。その前提は正しいのか？その方法でいいのか？などの問いかけも有効です。弁当持参の説明会は昔からある手法であり、疑問もなく漫然と行っていないでしょうか。時代が変わっているのに同じ方法でいいのか？と問いかけることが必要だと思います。

　また、本来ネガティブに受け取られてしまうことをポジティブに見

ることができないかを考えることで生まれるアイデアもあります。たとえば血圧降下剤にとって降圧力が弱いことは致命的だと思われがちですが、ポジティブに考えると血圧が下がりすぎる恐れが少ないため、様々なタイプの患者さんに使いやすいということも言えるのではないでしょうか。物事を一面からではなく多面的に見て、状況ごとに思考の枠組みを見直し、知らないうちに狭まっていた思考を広げてみましょう。

　MRやMSの仕事は基本的にルートセールスのため、油断すると漫然とした繰り返しに陥りがちです。訪問先も提供するものも会社から支給されるため、自分で考えなくても仕事を進めることはできますが、既存のものにどのような味付けができるかで、競合他社との勝負が決まってきます。アイデア出しを楽しみながら、自分らしい活動ができるといいですね。

第 1 章　考え方の広がり

チェックリストでアイデア発想

　前項に引き続き、新しいアイデアの発想方法について考えてみたいと思います。今回はアイデア出しのセオリーの中から、どなたでも簡単に使える「オズボーンのチェックリスト法」をご紹介します。アイデア出しの時によく使われる方法であるブレインストーミング。これを発案したのがアレックス・オズボーン氏です。彼は広告代理店のトップとしての経験から、アイデアをひねり出すためのチェックリストを提唱しました。その中からいくつか取り上げ、MR 活動への適用を考えてまいりましょう：

・ほかで使えないか？そのままで新しい用途はないか？違う顧客層へ提案できないか？
→　薬剤のエビデンスの中でたとえば費用対効果のデータは、医療機関の経営を担う部署にとって興味深い情報です。ところが MR はじめ営業部はターゲット外ということで積極的に訪問しません。確かに処方権を握っている顧客を優先して訪問せざるを得ませんが、薬剤の採用・口座管理については他部署の意向もかかわってくるものです。診療所はドクターが経営者を兼務していることが殆どですが、病院は規模が大きくなるほど分権されているところが多く、より事務方へのアプローチが重みを増してきます。このような環境を鑑みたエビデンスの創出と提供が大切になっています。

・ほかのエリアに持っていったらどうか？
→　iPadを用いたMR活動が浸透し、いかに情報を整理して適宜取り出せるかが、営業活動の勝敗を決するフェーズに入りました。勝つためにはMR活動の成功例をデータベース化し、全国で活用することが鍵となるでしょう。そのためには「MRからの事例報告の共有」だけではなく、どのような顧客にどうすればハマるか、成功事例を分解して分析し、普遍的なものに調理することが必要です。そうすれば顧客のタイプ別攻略法が見えてくるはずです。

・ほかからアイデアを持ってこられないか？何か似たものはないか？何かの真似はできないか？
→　皆さんは外資系保険会社の営業を受けたことはありますでしょうか？彼女/彼らの営業における姿勢は、顧客との信頼関係の作り方を学ぶのに最適な教材です。顧客情報をどのように管理しているのか、どのように顧客とのコミュニケーションを深めているのか、その秘訣を聞かれてはいかがでしょうか。話題の選び方やストーリー立てなど学ぶことは多いと思います。

・一部を変えたらどうか？ものの意味を変えたらどうか？様式、型、場所を変えたらどうか？
→　講演会はホテルなど市中の会場で行うものと決めてかかってはいませんか？発想を変え、たとえば病院の中で行うとしたら、近隣の診療所のドクターを呼べば病診連携の会にもなり一石二鳥ではないでしょうか。また、どの製薬会社も営業所は便利なところにありますから、営業所内の会議室も講演会場として検討できると思います。昔の

ように懇親会が必須という時代ではなくなりましたし、懇親会目当ての参加者を排除するためにも、ホテルとは別の場所を考えてみましょう。

・大きくできないか？時間、頻度、長さ、価値を増大できないか？
→　顧客との面会時間・頻度を増やすためには、相手が皆さんとの面会を有意義だと思ってもらうことが必須です。そのためには相手が何を望んでいるのかを、随時正確に把握することが大切になってきます。直接本人から伺うほか、施設のスタッフに聞いたり本人と接している様々な営業員に聞いたり、施設のホームページや本人の SNS/ ブログをチェックするなど、常に新しい情報を得るためのアンテナを張り巡らせ、顧客の最新のニーズ＆ウォンツを入手することに努めましょう。

・小さくできないか？減らす、小さくする、短くする、軽くする、省略する、分割することはできないか？
→　一日の面会人数を増やすために、一人ひとりの面談時間や頻度を減らしては元も子もありません。それならば移動時間の短縮にチャレンジされてはいかがでしょうか。交通事故のリスクが高まる抜け道は奨励しませんが、訪問ルートの最適化、大病院ならば院内を歩くルートまで徹底的に再検討されてはいかがでしょうか。駐車場に着いてから名刺を出すまでの時間を削るために、車を止めたらすぐに面会に向かえるよう、常日頃から持ち物を用意周到にしておくことも欠かせません。塵も積もれば山となります。

・一部を代用できないか？人を、ものを、場所を代用できないか？

→ iPadの普及とともに内勤場所が社外に移行しつつあります。MRは待機時間が長いのでその間に内勤作業をこなせれば、その分の時間を顧客に使えます。診療所の待合室でも病院の廊下でも、ノートにメモしたりiPadに入力したりすることはできるでしょう。ボーっとテレビを見たり他社MRと談笑したりする時間はあまり有意義とは言えません。

・逆にすることはできないか？役割転換させたらどうか？
→ MR資格を持つMSが増えてきたこともありますので、コ・プロモーションとまで大々的にいかなくとも、これまで以上にMSとタッグを組んでプロモーションされてはいかがでしょうか。そうすればMSがその機動力を生かし、即時性を追求してタイムリーに情報の概要をドクターに届け、その後MRが詳細情報を手にしっかりとフォローするという新しい役割分担が生まれます。MRの弱いところをMSにカバーしてもらい共通の目標を達成することができるでしょう。

・組み合わせができないか？目的を、主張を、アイデアを組み合わせたらどうか？
→ 分子標的薬は診断薬と併せて使用することでその効果を増大することができます。同じように低分子薬でも診断薬や診断器具とのコラボレーションを考えてみましょう。たとえば認知症治療薬の販売会社なら脳の認知機能測定ツールを販売している会社との協働、糖尿病治療薬の販売会社ならCGMS（Continuous Glucose Monitoring System：持続皮下血糖測定システム）メーカーとの協働も一考に値すると思います。

第1章　考え方の広がり

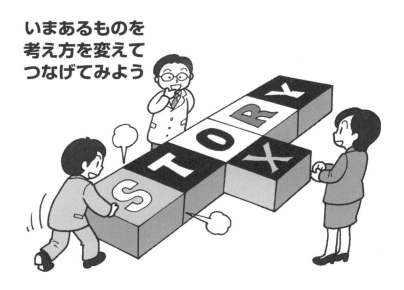

いまあるものを
考え方を変えて
つなげてみよう

　常日頃から現状に疑問を持って考え続けていれば、ふとしたことから新しくイノベーティブなアイデアが出てくるものです。今回ご紹介したチェックリスト法は皆さんの発想を拡大する一助になると思いますので、MR活動のみならず様々なケースに当てはめて訓練し、ご自身のものにしていただければ幸いです。

第1章　考え方の広がり

水平法で広がる思考

　新しいアイデア発想法シリーズの3回目、このテーマの最終回として、マーケティングの大家であるフィリップ・コトラーの思考法から水平法をご紹介しましょう。コトラーといえばマーケティング マネジメントやマーケティング ミックス、STP マーケティングなどの理論が有名ですが、これらが対象を垂直方向に細分化する手法とすれば、水平法は文字通り水平方向に発想を広げ、これまで考えたことのないアイデアに想いを巡らす方法です。以下のようにツーステップで、容易に思考の旅へ出発できます。

【ステップ1】
　考えの起点を市場・製品・その他からひとつ選ぶ
　市場：ニーズ、ターゲット顧客、いつどこで
　製品：提供するサービス / 商品
　その他のマーケティングミックス：流通、プロモーション、価格

【ステップ2】
　決めた起点について次の6つの観点からアイデアを広げる
　「代用する」「逆転する」「結合する」「強調する」「取り除く」「並べ替える」

第 1 章　考え方の広がり

　それでは例として MR が行う「製品説明会」を取り上げ、思考を広げてみましょう。
　まずは起点を決めて分解します。
　説明会の「市場」に注目し、
　・MR のニーズ：ドクターに製品への理解を深めてもらい、処方を増やしてもらう
　・ドクターのニーズ：製品知識の充実（＋食事？）
　・ターゲット顧客：おもにドクター、薬剤師
　・いつどこで：昼食／夕食時、院内で
　と分解してから始めましょう：

　製品説明会は言い換えれば「製品情報の伝達機会」です。通常は MR や学術担当など製薬会社の社員が説明しますが、これを「代用して」MS に説明してもらったらどうでしょうか。まずこの意外性にドクターや薬剤師は驚くでしょう。言葉は悪いですが、MS が製品説明などできるはずがないと思っている聴衆が殆どですから、インパクトは大きくなります。そして MS は恥をかきたくない一心で準備してくれるはずです。もちろん、当然ですが MR はバックアップとしてプレゼンテーションの準備を怠らず、MS に花を持たせられるようフォローすることが大切です。そうすると MS と協働の一体感が生まれ、強く意識づけできるでしょう。
　製薬会社の製品説明会の顧客はドクターや薬剤師であるのが常識、という発想を「逆転して」みましょう。つまりドクターや薬剤師が講師となり、他のドクターや薬剤師や院内スタッフと MR・MS が聴衆となるのです。ルール上、説明会実施に当たっては MR からの製品説明が欠かせませんので、それは第 1 部として行い、第 2 部として

講師と聴衆を逆にするという企画はいかがでしょうか。たとえば製品説明はMRから行い、対象疾患を罹患した患者さんの診断の仕方についてはドクターから話をしてもらえば、若いドクターや看護師などスタッフの皆さんにも有益な説明会になるでしょう。もちろんMRにとっても貴重な情報が得られるはずです。

　製品説明会を「結合して」行ってはいかがでしょうか。通常は単品の説明会が多く、それは様々な理由で理に叶っているのですが、製品軸ではなく疾患軸でストーリーを組み立ててはいかがでしょうか。実地医療を鑑みると患者さんは複数の疾患に罹患しているケースが殆どのため、例えば「高血圧と糖尿病と認知症を併発している患者さんに有用な薬剤」などの情報が有益となります。また、直接競合しない他社との合同説明会も「結合」の発想から生まれます。このときは製薬会社にこだわる必要はなく、自由に発想を広げてみましょう。たとえば薬剤が食事から受ける影響がないことを訴求したいのなら機能性食品メーカーと組むとか、プレゼンテーションで説明するデータの測定機器メーカーと行うなど、外にも多くのヒントが眠っています。

　説明会の印象を「強調」したければ、せっかくですので配布するお弁当を活用してみましょう。たとえば弁当屋と交渉してメニューを一緒に考えられないでしょうか。弁当屋以外にお弁当を作ってくれる店があることをご存知ですか？ドクターが食べ慣れているお弁当のメニューを分析し、「いつもと違うお弁当」を演出することでインパクトを与えることができます。糖尿病に関心のある聴衆ならば、糖尿病患者さんでも躊躇なく食べられるお弁当にすれば、患者さんに食事指導する際の一助になるでしょう。また、食事療法はもちろん、どの薬剤も吸収や飲食との関係について触れる場面があると思います。そのときにお弁当の中身と照らし合わせられれば、その情報を印象付ける

第1章 考え方の広がり

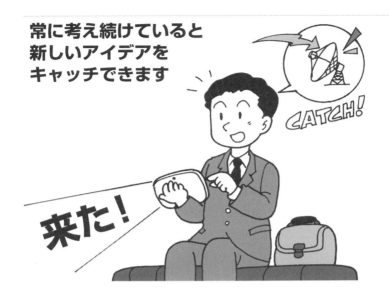

ことができるでしょう。

　診療所はともかく病院での説明会はお弁当を食べながら行うケースが多いと思います。皆さんもお感じだと思いますが、食べながらだと情報があまり頭に入ってきません。そこでお弁当を「取り除き」、代わりに説明会の時間を短縮することはできないでしょうか。「ながら」ではなく短時間に集中して聞いていただいたほうが、聴衆の記憶に残るはずです。説明会として確保できている時間をキッチリ使うのではなく、早めに切り上げてお返しすることで、ドクターは他の仕事ができますし、お弁当を食べながら他のドクターと交流することもできるでしょう。そうすれば皆がWin-Winになると思います。

　プレゼンテーションの組み立ては、本社の指示に沿うとどうしても各社横並びになってしまいインパクトが弱くなります。とはいえ自分

で勝手にパワーポイントを作れないので、「並べ替え」で工夫してみましょう。起承転結という日本式からグローバルスタンダードの結起承結にするだけでも聞き手の印象は変わりますし、そもそもドクターにはこちらのほうが馴染み深く頭にスッと入りやすいでしょう。集中力が続く時間は短いことを念頭に、パワーポイントの枚数を減らし順番を並び替えてみてください。

　今回事例として取り上げた製品説明会はMR活動の定番ですが、固定概念や先入観にとらわれずに自由に発想を広げることで、いろいろな発展形が見えてくることをご体感いただけたら幸いです。

参照：コトラーのマーケティング思考法　フィリップ・コトラー　東洋経済新報社

第1章　考え方の広がり

わたしもイノベーター

　近年、合言葉になりつつあるイノベーション。世の中はイノベーションを希求し、イノベーションを起こす人を崇める傾向にありますが、私には到底無理だと最初から諦めていらっしゃる方が多いのではないでしょうか。しかし、いわゆるイノベーターとは特別な能力を持つ人を指すのではありません。誰もがイノベーションを起こす力を持っています。

　最近のイノベーターといえばスティーブ・ジョブズ氏でしょうか。彼は「情熱なくしてイノベーションは無い」と考え、情熱を持つために自分の心に従って好きなことをすることを提唱していました。もし嫌いな仕事をしているなら、能力に少しでも近い部署や会社を探す、未だ見つけていないなら、妥協せず探し続けることを勧めていました。

　また、組織にはイノベーションを生み出す仕組みづくりが望まれています。グーグルの「20％タイム」（1週間のうち1日は好きな仕事をすることを社員に許している）や、3Mの「勤務時間の15％を自分で選んだプロジェクトに充てる」制度のように、創造的な成果を生み出すには、興味のあるものに集中して取り組む勤務環境が適しているようです。並行して、失敗しても咎められないことや、評価や昇進など身の安全が確保されていることが大切で、リスクをとることを奨励する風土の醸成が不可欠なのは言うまでもありません。

　ところで、イノベーターの研究が進み、イノベーターをイノベーター

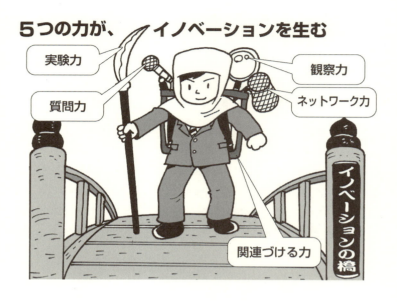

たらしめるスキル、いわゆる「イノベーター DNA」と呼ばれる5つのスキルが明らかにされています。それは何か、また、どのようなことを心がければ自分のものになるのかを考えます：

・**関連づける力**

　一見無関係に思えるアイデアや問題を結びつけ、新しい方向を見いだすことです。

　アイデア自体は新しいものではなくても、他人が気づかなかった繋がりを見つけ、イノベーションを生み出した事例は、アップルの iPod はじめ世の中にたくさんあります。イノベーションというと、とかく新奇性を求めることと誤解されますが、関連付けることも立派なイノベーションです。まずは先入観を改め、これとこれを繋げたら

第1章　考え方の広がり

どうなるかな？とイメージしてみることから始められてはいかがでしょうか。

　複数の疾患の専門医を一堂に会した研究会、医師と薬剤師はじめ様々なプロフェッショナルを繋げた勉強会、いくつかの自社製品を関連付けた自主研究など、アイデアはたくさんあります。

・疑問に思い、質問する力

　鵜呑みにせず、なぜ？どうして？を口癖に、納得できるまで質問をすることです。

　人は多忙すぎると思考が停止すると言われます。油断すると積み重なった仕事を黙々と機械的にこなしてしまうことがあるものです。考える作業は時間とエネルギーを使うため、止めてしまえば楽なのですが、それでは進歩がなく、何も生まれません。考えて疑問に思い、質問することが大切です。

　本社が企画する戦略や製品の販促資材など、モノ・コトには意図があり、その意図が腹落ちしていなければ、最大限活用できません。所員は疑問点がクリアになるまで質問し、上長は部下がわかるまで説明することで、成果の向上が望めます。

・まずやってみる実験力

　何事も、机上の空論ではなく実際に試してみないと始まりません。実験してみて予想どおりの結果が出なくても、多くを学べるものです。施設の攻略を考えるとき、年間プランを練っているうちに日が過ぎてしまったことがありませんでしょうか？もちろん長期計画を立てることは大切ですが、半年後の市場の予想がずれてしまうことも多い今日です。走りながら考える、試しながら修正するほうが、時代に合って

いるのかもしれません。MR個人レベルの活動ならすぐに実行し、大きな企画でもまずはパイロットでやってみるという、スピード感を持った活動で得られるものは大きいと思います。

・ネットワーク力
　自分ひとりの力には限界があるので、自らの知識を広げてくれる人と交わることで、アイデアを探すことです。

　公私問わず何か知りたいことがある時、私たちはまずインターネットを活用し、答えが見つかれば調べるのを止めていることでしょう。また、社内が忙しい空気で充満していたら、隣の同僚に聞くのは憚れるかもしれません。しかし、イノベーターの多くは人と交わることでインスピレーションを求めるようです。

　MRの皆さんは同期の繋がりが強いため、聞きたいことがある時には横へ横へとネットワークを展開していらっしゃるかもしれませんが、その範囲を縦や外へ広げることで、新たに得られるものがあると思います。そこは先述した「関連づけ」のためのアイデアの宝庫です。

・観察力
　周囲を注意深く観察することで、うまくいっていない事象、改善すべきものごとが見えてくるということです。
高速道路でスピードを出して車を運転している時と、一般道路で徐行している時とでは、運転者の視野が異なり、高速で進んでいると周囲には目が届きにくくなります。しかし、道路を走っているのは自分だけではありません。隣で走っている新型車（他社）の動向を把握していると安全に走れます。

　例えば、最近承認され、上市された他社の新製品５品目をチェッ

クしてみましょう。訴求点やプロモーションなどの戦略は、自社製品のそれと比べてどうか、自分の仕事と比べてどうか、どうすればもっと医師に効果的に伝えられるかなどを考えてみてください。周りを見ることは大切です。注意深い観察で気づきが得られ、改善策や、自らが取るべき次のアクションが見えてくると思います。

　神経科学者のグレゴリー・バーンズ博士は「初めての経験により、頭は新しい判断をするようになり、他人と異なる見かた・考え方ができるようになる」と述べています。新しい体験をする…例えばいつもと違う道を歩く、読んだことのない本を読む、訪れたことのない場所へ行ってみる…ことは今日から始められるでしょうか。また、日々の生活の中で「なぜ？」と疑問を持つこともすぐにできそうですね。

参照：スティーブ・ジョブズ 驚異のイノベーション　日経BP社
　　　イノベーションのDNA　翔泳社

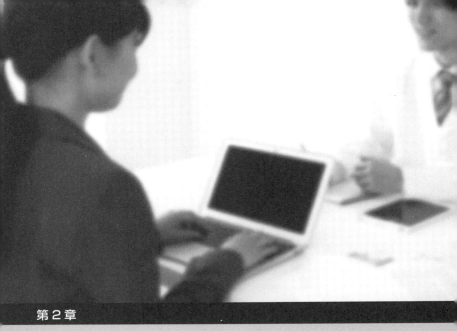

第2章

心の持ちよう

多忙なドクターや薬剤師との面会時間はますます短くなる一方であり、
短時間で成果を最大化させるために、
対人スキルを磨くことがMRの最優先課題のひとつになりました。
とはいえ、人間性を高めることは難しく、
一朝一夕にいくものではありません。
しかし理想的なMRになろうと心がけ、
日々気を遣いながらMR活動を行えば、
必ずや成長できると思います。
本章では相手を思いやることの大切さを説き、
心の持ちようを考えます。

第2章　心の持ちよう

どうすれば信頼を得られるか

　社内の人間から信頼を得られなければ到底、顧客から信頼を得られないでしょう。そこで今回は「顧客から」ではなく「社員から」信頼を得る方法を考えます。皆さんはマネジメントや上司部下、先輩後輩、同僚から信頼されていますか？逆に、彼女／彼らを信頼していますか？

　信頼関係は一朝一夕には構築できないばかりか、長年かけて積み上げても失うのは一瞬です。「ワンストライク・アウト」は一例として挙げられるゼネラル・エレクトリック社（GE）のルールですが、GE社員にはコンプライアンス順守が厳しく求められており、たった一度の不正や違反で退職勧告されるきまりがあります。信頼を得ることの難しさ、信頼を失うことの容易さを理解しているからこそ社員にも厳格なルールを課しているのです。

　マネジメントはじめ管理職は社員にとって会社そのものであり、彼女／彼らが起こした失態や約束の不履行は社員の会社に対する信頼度低下に直結します。会社を信頼できなくなると働くモチベーションが下がりますし、会社の経営判断や上司の指示に対しても懐疑的・批判的となり会社へのロイヤリティが下がります。そうなると仕事に熱が入らなくなり生産性が低下し、社外への機密情報流出などさまざまなリスクが出てきます。優秀な社員の退職もボディーブローのように組織力低下に効いてきます。このような事態にならないよう会社は社員

第2章 心の持ちよう

からの信頼の保ち方を考えなくてはなりません。

　実際のところ皆さんの会社で社員を会社に繋ぎ止めているものは何か、わかっているでしょうか。MRの皆さんはどうして他社ではなく自社で働いているのでしょうか。それは担当する製品が本人の希望に合っているからでしょうか。勤務先の居心地がいいからでしょうか。マネジメントの経営方針への共感でしょうか。研究開発のパイプラインが豊富で将来が安泰だからでしょうか。はたまた給料がいいからとか、年齢的にもう転職できないからでしょうか。

　社員の会社への信頼度と並行して押さえておきたいのは、マネジメントや管理職とくに所長がMRを信頼しているかどうかということです。「鶏が先か卵が先か」ではありませんが、相手が自分を信頼してくれていると感じると自分も相手を信頼でき、逆も然りです。そしてMRは上長が自分のことを信頼しているかどうかを敏感に察するものです。信頼関係の構築は自らが思い切って相手を信頼することから始まるため、所長が営業所メンバーを、マネジメントが社員を信頼することからスタートしないと組織内の信頼関係を構築・維持できません。

心がけたい行動

　さて、信頼を得るためにまず心がけたい行動は、社員に対しても社外顧客と同じように接することだと思います。なぜならMRはドクターや薬剤師の信頼を得るために足しげく通ってニーズに応えようと努力しますし、所長や支店長もMRと同じように顧客を訪問しているからです。社内でもできるだけ相手とface to faceの時間をとることが信頼構築への第一歩だと思います。

　所長の皆さんは営業所メンバーに対してどのように接していらっ

しゃるでしょうか。いくらメールや電話で用事が済むとしても、また、MRが直行直帰でなかなか会社に戻ってこないとしても、メンバーと何日も顔を合わせないことがないよう注意と工夫が必要です。MRが日々どのような仕事をしているのか、どのようなことに悩み、将来何をしたいと思っているのかは、やはりじかに顔を見ながら話さないと詳しく窺い知ることができません。多忙な日々の中でMRの仕事から人生まで受け止めるにはたいへんな努力が要るでしょう。とても面倒見きれないという悲鳴も上がるでしょうが、上長としてオープンに応え、個々人のウェルビーイング：身体的、精神的、社会的に良好な状態にあることをサポートする姿勢が相手の琴線に触れると思います。

　MRの皆さんは複数のチームのメンバーとして仕事を進めていると思いますが、どのようにチームメンバーと接しているでしょうか。相手が後輩だからとか自分は忙しいからといって、相手に仕事を押し付けたり敬意を逸したやり取りをしたり、相手のメリットより自分を優先していないでしょうか。社内の人に対してできないことは、社外で医療従事者やMSに対してもできないものです。コミュニケーションスキルを磨く良い機会として社内顧客に接してみましょう。信頼関係があれば仕事もスムーズに進みますし、なにより訪問先の施設や顧客情報を共有でき成果の向上に役立てることができます。

　そして所長の皆さんにもMRの皆さんにも当てはまることですが、自らが発した依頼や指示、行ったアクションについて相手から率直なフィードバックを貰い、真摯に改善する気概を持つことも信頼関係を強くします。

　「忠告」とは、まごころをこめて相手の欠点や過ちを戒め諭すことですが、私たち大人は大切にしている相手にしか忠告しないもので

信頼関係を築けば、仕事がスムーズに

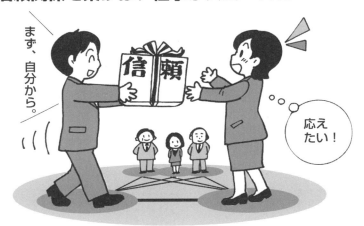

す。もちろん時には耳が痛い指摘もあるでしょうが、それを「ありがたい」と受け止められるかどうかでその後の相手との関係が変わってきます。相手は自分のことを想ってフィードバックしてくれているので、真摯に聞く姿勢で内省し感謝の念を持って応じることで強固な信頼関係が築けると思います。

　MRの皆さんはドクターから叱られたことがあると思いますが、あとで振り返ってみると叱られた経験は貴重であり、宝ではないでしょうか。それと同じです。

　宗教者のジョセフ・マーフィーは「信頼とは信頼に値する材料があるからするというものではなく、まず先に信頼してしまうことなのです。信頼されると人はそれにこたえようとするものです。」と格言を

遺しています。
　私たち日本人は照れ屋なので、面と向かって「あなたを信頼しています」とは言いづらいでしょう。しかし例えばMRが所長から「ぜひ営業所の戦略を一緒に考えてほしい」と言われたら、MRは自分が信頼されていると嬉しく感じ、奮起すると思います。「ワンストライク・アウト」を肝に銘じ、信頼関係を培う不断の努力を続けたいものです。

第2章 心の持ちよう

顧客志向はどうしたら根付くか

　MRの顧客とは誰を指すのでしょうか。ドクター？患者さん？…いずれも正解です。製薬会社は多くのステークホルダーとかかわりを持っていますが、営業現場はいまだに処方医至上主義であり、未処方医や薬剤師、患者さんなどは後回しにされがちです。理念である「患者さんのために」の実践はたいへん難しいのです。

　市場での競争が激しい昨今では、どうしても売り上げ追求が先行し処方医にリソースをかけてしまいますが、患者さんが二の次である状態についてMRの皆さんはどのように感じていらっしゃるでしょうか？本社は現場のMRが吸い上げてきた顧客の声を聞いて対応しているでしょうか？顧客→MR→本社→MR→顧客というバトンリレーはうまく機能しているでしょうか？今回はどのようにしたら組織に顧客志向が根付くかを考えます。

・全ドクター訪問

　顧客志向を社内外に強くアピールした活動として記憶に残るのが、旧万有製薬が1990年代に行った「全ドクター訪問」です。これは処方医・未処方医やドクターの専門にかかわらず、年に1度は全ドクターを訪問し、患者さんの治療に役立つ自社製品を紹介するという前代未聞の活動でした。この活動は全国紙の一面広告で大々的に宣言され、ドクターや患者さんのために活動するという企業姿勢が一般紙

や業界紙に大きく取り上げられました。

　そもそも「ターゲティング」は大きな市場で効率的に売ろうという考え方から生まれています。もしリソースが十分にあれば、自社製品を処方するチャンスがある全ドクターを訪問し患者さんの治療に貢献するのが製薬会社の使命です。

　極端な例かもしれませんが、耳鼻科専門医だからといって糖尿病薬や降圧剤のことを知らなくてもいいとは言えないと思います。もしドクターが薬の情報を知っていれば、目の前にいる患者さんの治療のチャンスを逃さず、患者さんが大事に至る前に薬を処方し対処できるかもしれません。治療に役立つ薬の情報をドクターに伝えるのはMRの任務なので、全ドクター訪問は顧客志向を達成するためのひとつの方法なのです。

　ところで、かつてのMRは担当エリアを任せられたら自分で市場を分析し訪問先を決めていましたが、近年はデータに基づき本社が市場の大きい先をターゲティングする方法が主流です。もし本気で顧客志向を唱えるならば、処方量の多少にかかわらずドクターを訪問し適正使用を推進すべきではないでしょうか。少なくとも新薬発売時や緊急安全性情報が出た時には全ドクターを訪問してはいかがでしょうか。社内外に自社が顧客志向だと訴求するいい機会になると思います。

・顧客志向を評価に

　評価制度は社員の関心が非常に強いため、売り上げ至上主義からの決別の梃は、評価制度に顧客志向の項目を組み込むことだと思います。ついては顧客のことをどれだけ考え行動したかを自己申告で加点することで、いかに患者さんやドクター、薬剤師の役に立てたかを評価してはいかがでしょうか。

「顧客志向」を強めて、実行に移そう

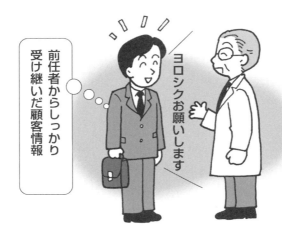

　例えば、ドクターから副作用で困っている患者さんの話を聞いて、その副作用を軽減できる方法が記載された文献を探し出して感謝されたとか、服用方法が複雑な薬について薬剤師が患者さんに説明しやすい方法を教えて喜ばれたようなエピソードは、数字では測れませんがMRとして高く評価すべき行動です。

　このとき評価者はドクターや薬剤師にMRの行動を聞くことも必要でしょう。MRがどのような活動をしているかは顧客に聞くのが一番正確です。

　同時に製品コール数や説明会実施数の評価を止めるなど、思い切った決断も必要でしょう。また、営業所内でお互いが顧客志向かどうかを加点評価し合うことで、称賛し合う風土醸成という副次効果も期待できます。顧客志向を強めることが社員同士の思いやりの心を育み、ひいては組織全体が顧客を思いやることができると思います。

・顧客情報を伝承しよう

　恋愛で相手のことを好きになればなるほど相手のことを知りたくなるのと同じように、仕事でも顧客を大切に考えれば考えるほど顧客のことを知りたくなるものです。そして知り得た顧客情報はきちんと管理し後任に引き継いでいくことが、顧客に対する誠意であり信頼を得る行動だと思います。

　リッツカールトンホテルの従業員は宿泊客を熟知しており、チェックインの際に従業員から名前で呼びかけたり、客が前回宿泊した時のことを覚えていたりなど、客の期待を超えるおもてなしを提供することで、顧客志向が強いホテルという不動の高評価を得ています。

　この事例をMRの引継ぎに当てはめ、ドクターの気持ちになって考えてみましょう。担当交代のたびにMRから同じ質問をされるとドクターは「前任者に話したことじゃないか。伝わっていないのか」と、自分を軽んじられたように感じるのではないでしょうか。逆に引継ぎがきちんとされていてスムーズにコミュニケーションが取れれば、担当交代という節目に「しっかりしている会社だ」と良い印象を持ってもらえるでしょう。

　顧客情報の管理方法や引継ぎの充実度は製薬会社によってバラツキがあり、それが競争力の差になっていることも確かです。顧客情報の整備に力を入れることがMRに顧客志向を実感させ、その財産がドクターとの良好なコミュニケーションに繋がり、ひいては患者さんのためになるのだと思います。

　製薬会社には利益追求と顧客志向のバランスをどう取ればいいのか

というジレンマがありますが、生命関連企業に「売り上げ至上主義」という言葉は似合いません。若くて真面目なMRほど会社のメッセージをストレートに受け止めてしまいますので、売り上げを重視していると感じさせるメッセージは極力控え、「薬を処方するドクターや薬を説明する薬剤師を通じ、患者さんのために貢献していく」と発信し続けることが大切だと思います。

第2章 心の持ちよう

「気がきく人」をめざそう

医療がサービス業と捉えられ、患者が患者様と呼ばれることが多くなりました。もし医療がサービス業ならば、さしずめ医療従事者の仕事は接客業といえるかもしれません。となるとMRも接客業に学ぶところが多そうです。確かにMRのコミュニケーション能力は高いレベルが求められていますし、多数のMRの中で抜きんでるには薬剤の知識はもちろん、場の空気を読む能力やホスピタリティ力も欠かせません。

ところで「気がきく」は最高の褒め言葉です。おそらく誰でも「気がききますね」と言われたら嬉しくなるでしょう。「気がきく」という賛辞は、他人から自分の要求や期待を超えることをしてもらった時や、周囲に「こうだったらいいのに」という状況があり、誰かがそれをフォローしたのを見た時に思わず発する言葉だと思います。

「気がきく人」は、目くばり、気くばり、心くばりといった「3つのくばり」のバランスがよくとれていると思います。誰でもなりたい「気がきく人」…実際には感性に因るところが大きく、教えなくてもできる人がいれば、教えてもなかなかできない人もいますが、理屈を知り、常に心がけていれば誰でも体得できるスキルだと思います。

近年の若手研修のテーマで多いのが「自分で考えて行動する」。考えて行動しなさいと言うのは簡単ですが、当人たちは「習っていないことは難しい」世代ですから、若手世代に「3つのくばり」を教える

第 2 章　心の持ちよう

ときには、段階的にひとつずつ指導していくことが必要でしょう。基本型を徹底して訓練すれば、場の空気が読めて機転のきく MR に育てることができると思います。

そこで今回は気がきく人の構成要素のひとつである「3 つのくばり」を取り上げ、どうしたら「くばり」が身に着くのか、「くばり」ができる人になってもらえるのかを考えてまいりましょう。

・目くばり

まず、目くばりとは周りに目を向け、すみずみまで注意を行き届かせることです。周りの人や物の動きを見て、何か問題はないかと見回ることです。

例えば診療所の駐車場に車を乗り入れる時、不審な車や人はいないか、路上に落ちているものはないかなど、平時と変わったことはないかをチェックします。診療所に入る前は、外から中にいる患者さんやスタッフの状態を窺います。ドクターと話すときには相手の表情や態度、声の調子から、平常かそうでないかを見極めます。同時に看護師やスタッフの動きを見て多忙さを把握します。全身にアンテナを張り巡らせ、周囲の変化を察知しようと心がけることで、目くばりの力を伸ばせるでしょう。

・気くばり

気くばりは、目くばりで察知した出来事について、一歩踏み込んで対応することです。相手が次にどのような動作をするか、どのような状態になるかをイメージしつつ、状況に応じてリアルタイムで、相手が動く前に先回りして対応することです。

例えば連休明けで診療所の駐車場が満車になりそうに見えたら、た

とえ今は空いていても自分は駐車を控えたり、待合室が混雑してきたら受付スタッフに申し出て院外で待たせてもらったりしましょう。ドクターと面会中にカルテが回ってきたら、自分からドクターに患者さんの来訪を告げ、退席を申し出ます。いまの状態が進んだらどのようなリスクが発生するか、どうすればより周囲が快適になるかを考え、自分が動くことが大切です。気くばりは、相手の立場に立ち相手の気持ちになって考えることを心がけると伸ばせる力だと思います。

・心くばり

　心くばりとはさらに一歩踏み込み、相手のために心を込め、優しさを持って行動することです。周囲をよく観察し、相手が欲すると予想されることを先回りして提供することとも言い換えられるでしょう。

「3つのくばり」で、いろいろなことがうまくいく

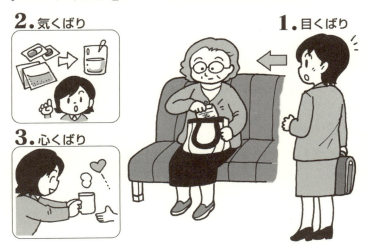

俗に言う「感動を生むサービス」…つまり相手の期待値を上回る行動を指します。

　先述したケースで例えれば、駐車場が満車になりそうだと施設のスタッフに伝え、車の脇に落ちていた忘れ物を届けます。待合室が混んできたら席を立ち、玄関も混雑しているでしょうから、脱ぎ散らかしたスリッパを揃えて人の出入りをしやすくします。診療所はたくさんの患者さんを診察して疲れていますから、ドクターやスタッフに遠慮して面会は手短にします。「こうだったらいいのに」と思いつつ、なかなか行動に移せないことを率先しておこなったり、自分が相手だったら自分にどうしてもらったら嬉しいかを考え続けたりすると、心くばりの力がついてきます。

　以上「3つのくばり」をまとめて例えると、もし私たちが薬を飲もうとしている患者さんを目の前にしていたら‥患者さんが薬を出したことに気づくのが目くばり、それを見て水が必要だと感じるのが気くばり、さらに冷水では薬が溶けにくいので、白湯を持っていくのが心くばりということです。

　さて、この「くばり」はどうしたら身に着くでしょうか。とにかく「くばり」を心がける機会を多く持ち、やってみて、相手に感謝され嬉しく感じ、それが再び「くばり」をするモチベーションにつながるという好循環をつくることが近道だと思います。誰でも自分がしたことに対して相手から感謝されると、嬉しくなり自尊心が高まります。その体験が積み重なれば自然に「くばり」ができるようになり、ひいては「気がきく人」という嬉しい称号をいただけるでしょう。

　もし皆さんが人に教える立場にあるならば、同行で顧客を訪問している時や社内外の会議で、率先垂範で「くばり」の実際を見せてあげてください。実際にあった出来事や顧客に喜んでいただけた事例の共

有も参考になると思います。

　最後に一例を。こんなことを自然にできればいいですね：あるMRは、講演会に参加したあと宿泊するドクターの部屋に礼状を忍ばせました。会が終わり、ホッとして部屋に戻ったドクターが目にしたその手紙には、多忙の折に遠方から参加いただいたことへのお礼や、体調を気遣う優しい言葉が連ねてありました。ドクターにとっては思いもよらぬ体験で、とても心が温まったようです。このエピソードがきっかけで、ドクターとの距離がぐっと近くなったとMRは話していました。

第2章 心の持ちよう

老荘思想でホッとひといき

　社会が変化するスピードや氾濫する情報量は増すばかりで、皆さんも日々いろいろな方面から追い立てられ気忙しいと思います。真面目な私たちですから、ついつい無理して頑張ってしまうのですが、度が過ぎればストレス過剰となり、さまざまな弊害を引き起こすのではないでしょうか。

　日本人の思想は儒教が大きく影響しており、私たちは幼いころから家庭や学校、地域で滔々とその精神を刷り込まれてきました。働き蜂とも揶揄される日本人気質は、何世代にもわたって教育された結晶ともいえるでしょう。この儒教の雄といえば孔子・論語で、日本人には親しみ深い思想です。儒教は人の道の規範として仁・義・礼・智・信を掲げ、一人ひとりが徳の聖人をめざすことで秩序ある社会をつくりましょう、という教えを述べています。

　この儒教に対して、老子・荘子を始祖とする道教という思想があります。道教は儒教と対立しているように見えながらも、互いを補い、心の表と裏のように相対している考え方です。儒教のモラルは厳格なので、心身ともに元気で向上心を持っているときにはいいのですが、失意の時や疲れていると親しみにくく、素直に受け入れるのが難しいものです。戦乱の世だった昔、人々は癒しを持つ老子・荘子の思想に救われたといわれます。混沌としてストレスフルな環境では、積極的に物事に関わることを良しとする儒教よりも、世俗から身を引くこと

で保身を図る老荘思想が好まれたのでしょう。もしかすると現在と同じ状況だったのかもしれません。

　論語は社会秩序を守るために不正を許さない気概を説くのに対し、老荘思想はなすがままに任せ、人とは争わないなど客観的冷静さを促し、人間の行動は宇宙から見ればちっぽけなので、なるようにしかならないなどと、超然たる態度をとっています。一見すると現実離れした、いい加減な思想に見えますが、雄大な考え方は私たちの心をホッとさせるのではないでしょうか。この老荘思想をもとに、疲れている営業担当者に声をかけるとすると、次のようになるでしょうか：

　「皆さんがいかに売上げを上げ、良い成績を修め出世したところで、それがドクターや患者さん、社会のためにどれだけ役に立っているでしょう。ひょっとして自己満足ではないですか？欲を満たすために人と争ったり憎しみ合ったりと、心を痛めストレスで体調を崩していませんか？無理せず、もっと自由にもっと伸び伸びと、生まれ持った天性を信じて素直に仕事をされてはいかがでしょう？」

それでは実際にあったケースで考えてみましょう：

　ＭＲのＡさんは売上げを増やしたいので、アクションプランとしてドクターの勉強会立ち上げを考えました。ターゲットであるＢドクターに座長を依頼し、参加する大勢のドクターに自社製品の有用性を刷り込むことで処方アップを試みるという戦略。もちろんＢドクター自身の処方も増やしてもらう算段です。Ａさんのゴールは処方増・売上げ増でした。

　いっぽう、Ｂドクターは学究的なタイプで、常に学習の機会を探しています。自分の知的好奇心を満足させるべく、オリジナルな勉強会を立ち上げたいと考えており、Ａさんからの打診は渡りに船でした。

第 2 章　心の持ちよう

ただし、よくある勉強会のように製薬会社の薬の宣伝中心の会や、参加者が懇親会目当てに集まる会ではなく、テーマに応じて様々なバックグラウンドを持つドクターが、向学のために集うような会にしたいと考えていました。ドクターが集まれば自然と情報交換が始まり、その情報は製薬会社にもメリットがあるので一石二鳥になる…つまり B ドクターは、自分がトリガーとなり、ステークホルダーの Win-Win 達成を第一義としたのです。

　A さんが B ドクターに打診したとき、B ドクターは快諾して打ち合わせが始まりました。ところが、相談を進めるにつれ A さんのニーズと B ドクターのニーズが合わないことが明らかになりました。だんだん話がかみ合わなくなり、とうとう話は頓挫…A さんと B ドクターとの関係も気まずくなってしまい、本末転倒になりました。

　A さんは良い成績を修めて出世したい、もっと給料をもらいたいと上昇志向の強いタイプでした。A さんの立てたアクションプランは、多くのターゲットドクターを一堂に会し、薬の有用性を伝えることで処方アップをめざすという、効率の良い、長年汎用されたプランです。ただ、A さん自身ものちに回顧しているとおり、会を梃に売り上げを増やしたいという「欲」が前に出すぎたため、B ドクターは短絡的に感じ、気が引けてしまったのでしょう。

　もし A さんが老荘思想を知っていたら、どのようにこのアクションプランを成功に導けたでしょうか。

　老荘思想のひとつに「欲をなくし争いを避ける」がありますので、まず A さんは肩の力を抜き、目先の欲を満たすことではなく、長期的な利益すなわち B ドクターのニーズを満たしつつ自分も満足することをゴールに設定したでしょう。熱心さが過ぎるとどうしても自分の欲が優先され、相手の気持ちや相手が置かれている状況を見失いが

ときには無理せず自然体で、遠くの目標をめざそう

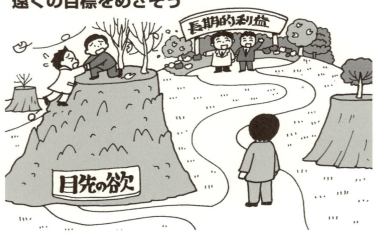

ちです。今回のケースも、勉強会を立ち上げたいという双方のニーズは一致していたのですが、Aさんの欲が邪魔をしたためにBドクターの気持ちを受け入れる余裕がなかったことが、失敗の始まりでした。

また、老荘思想には「無理せず自然体で」という教えもあります。短期的な目標達成至上主義の弊害で今回のような無理が生じ、せっかくの機会が失敗に終わることはよくあります。ステークホルダー全員が何らかのメリットを享受できるような会にしようという気持ちや、ドクターの満足度を高めたいと思うMRの自然な気持ちがあれば、Bドクターとのディスカッションも前向きなものとなり、全員が満足できるような勉強会が生まれたでしょう。

私たちはついつい頑張りすぎて疲れてしまいます。ストレスを感じても我慢を続けイライラしている状態は、自分にも周りにもよくありません。もう、がんばるのはやめた…たまにはそんな気持ちになってもいいのではないでしょうか。肩の力が抜けると、意外と良い結果につながるものです。

参照：老子/荘子　岬 龍一郎　PHP研究所

第2章　心の持ちよう

相手に話をしてもらうには

　なにかを他人と話し合うとき、相手が皆さんの期待ほど積極的に発言してくれなくて困ったこと、悩まれたことはありませんか？仕事を円滑に進めるにはコミュニケーションが大切とはわかっていても、思うように会話や会議が進まないことがあるのではないでしょうか。私たちが「その時」発言しない理由は無数にあり、まずはその理由の見極めと、それに合った対策が必要です。今回は相手の自発的な言動を引き出すための方法を考えたいと思います。

人はどうして発言しないのか

　人が自発的にも、誰かに水を向けられても発言しないケースを整理すると、大きく次の二つに分類することができます。それは、発言する意思はあるが、自分の考えや意見をうまく整理できないため臆してしまい黙っている状態と、自分の意見や考えを持っているにもかかわらず、何らかの理由で沈黙を選んでいる状態です。

　皆さんも発言を躊躇したことはありませんか。こんなことを言っても仕方ない、考えがまとまっていない、支離滅裂に話したらみっともない、失言で減点されないか心配、皆に笑われると恥ずかしい…などなど、つい自分を守りたい気持ちが強くなり「沈黙は金」となりがちですね。確かに、下手に発言して命取りになることのほうが、黙っていて不利益を被ることより多いかもしれません。

何らかの理由で沈黙を選んでいる状態についてもう少し考えてみましょう。私たちは、自分の意見や考えを発する「意義」を感じないため黙っていることはないでしょうか。多くの場合、人は相手が真摯に自分の意見を聞こうとしていないと感じた時や、問題提起を自分への攻撃と認識し、自分を守り正当化しようとした時、意見を発する「意義」を見失ってしまうと言われます。

　また、自分と相手の間に信頼関係が構築されていないことも発言の障害となります。基本的な信頼関係ができていない場合、人は相手に本心を語らないものです。自分を信頼できないために発言しようとしない相手に対して、自身の意見や考えの発言を強要することには無理があります。

まずは温かく受け止めて

　相手が自分の考えを整理して発言できるようになるために、私たちには何ができるでしょうか。相手が感じている問題意識や考えを引き出すために、例えば相手の目線に合わせた問いかけをすれば解決の糸口が見えてくるかもしれません。また、「発言する訓練」の機会を作っているか、すなわち相手がじっくりと考えたことを発することができるような環境をつくっているかの検証も必要でしょう。相手が進んで発言するようになるためには、相手の意見や考えに真摯に向き合う姿勢を身につけることも大切ですし、本音を引き出すためには、自らの言動・行動を検証・改善し、相手との信頼関係を築き直す努力も必要でしょう。

　ところで、報告・連絡・相談いわゆる報・連・相は、上司と部下の間でのみ使われるツールではありません。ビジネスをうまく進めるために誰もが活用できる便利な習慣であり、ポジティブな循環を作り出

す姿勢だと思います。この報・連・相を通して相手の自発的な言動を引き出す方法を考えてみましょう。報・連・相を属人的なコミュニケーションスタイルと捉えるのではなく、マネジメントツールとして活用し機能させるためには相手との信頼関係を作り、強制せずに自発的な言動を引き出すような、皆さんからの働き掛けが必要だと思います。

　それでは相手に自ら行動を起こしてもらうためには、どのようにアプローチしたら良いのでしょう。相手から何かしらの働きかけがあった時には、まずはどのような内容でも好意的に話を聞く姿勢を見せることが必要です。「私は喜んであなたの話を聞きたい」という表情で相手の話を聞けば、人は報・連・相すると相手に喜んでもらえたと認識し、その行動が楽しくなるものです。

　例えば、営業所の会議で若手MRがアクションプランについて改善の提案をしたとしましょう。所長やベテランMRから「そんなことは検討済み」「具体的にどうするか考えているのか」「理想をならべても意味がない」などの反論を受けることが常習化すると、営業所は「せっかく意見を言ったのにひどい」「黙っているほうが得」「言われたことだけやろう」という雰囲気になりがちです。そうならないよう、相手が意見を述べたらとりあえず温かく受け止めてはいかがでしょうか。もちろん、中には頓珍漢な発言があるかもしれません。しかし途中で反論したくなっても我慢し、それよりも機会を見つけて「たしかにそのような見方もある」「前向きな発言をありがとう」などのポジティブなコメントを返してあげれば、その場にいる全員が良い気分になることは間違いありません。

　つまり、相手が発言する・自分や他人に話しかけるという行動を習慣づけるのが第一です。発言内容を改善するための指摘は二の次です。とにかく相手から発言があったことに感謝の意を示し、引き続きその

第2章　心の持ちよう

ときにはガマンして相手の話を聞こう

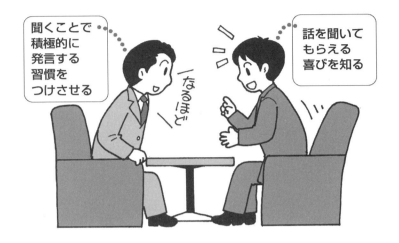

ような習慣を続けてもらうようにすることが大切です。そのうえで話の内容について、すなわちどのような話をどのように話してほしいのかをわかりやすく伝え、相手が自分のアドバイスを聞いて有用だったと感じてもらうようにすると、好循環が始まります。このようなやり取りを繰り返せば、相手が自発的な言動を行うようになり、主体的な行動変容が起こるでしょう。それは個人レベルから組織全体に伝わるはずです。

相手が「自分の考えを発しない」という課題には、もちろん相手側の問題もあると思います。しかしそれがある特定の人物だけでなけれ

ば、ひょっとするとこちら側にも問題があり、立場や境遇が変わっても同じことが起こる可能性があります。予防のために自身の応対を内省する必要があるかもしれません。

　話を聞くことにはエネルギーが必要ですし、上手に褒めるのは難しいことですが、相手の自発性を育むために辛抱強く対応することで、将来得られるものは大きくなるでしょう。

第2章 心の持ちよう

やる気を引き出す顧客のコトバ

　皆さんもお感じのとおり、やる気のエネルギーが弱まっているハートに火をつけるのはとても難しいことです。しかし、ハートの持ち主が製薬会社などの医療関連企業にお勤めならば、「人々が健康で充実した人生を取り戻してもらうために働いている」という使命を思い出させてあげてください。仕事に疲れて心が弱っている人がいたら元気にしてあげたい。そこで今回ご紹介するのが、人のやる気を引き出すための、顧客の言葉やストーリーの活用です。私たちは働く理由を求めており、その理由は顧客のもとにあります。事例をもとに考えてまいりましょう。

顧客がくださる3つの贈り物
①自分の仕事がいかに人の役に立っているかを、自らの目で確かめることができた瞬間ほど、心が震え、仕事のやりがいを実感する機会はないと思います。営業担当者はおもな顧客であるドクターと日々面会しているので、この機会に巡り合うチャンスが多いでしょう。しかし、薬剤が患者さんを救った話をドクターから聞けるくらいの、密な関係ができていない方がいらっしゃるかもしれません。そのような方のために、ドクターや患者さんから薬についての「いい話」を聞く機会を設けることをお勧めします。

　たとえばドクターや患者さんを営業所に招待して、薬にまつわる体

験談をご披露いただくことはできないでしょうか。または、医療機関に赴き話を伺うことはできないでしょうか。このような機会があれば、自分たちの仕事がどのように影響しているかを知ることができますし、顧客のナマの声が大きな励みとなるでしょう。

　顧客の声を伝えるビデオ上映会や顧客を会場にお招きしての講演会は、すでにどの会社でも行われています。しかしそれは全体会議など大規模での開催が多いので、もっと小規模に、薬剤という共通の話題で顧客と社員がコミュニケートできるような、ふれあいの機会を設けてはいかがでしょうか。

②誰でも顧客から高く評価されたり感謝されていることを実感したりすると嬉しく思うものです。ドクターや薬剤師と接する機会のある人ならば、心にジーンとくるコメントをいただくことがあるでしょう。また、対話ができなくても手紙やビデオを見ることでも感謝や賞賛を伝えられることがわかっています。顧客からの感謝の言葉は、私たちの仕事の意義を思い出させてくれます。

　そして顧客から得た嬉しい経験は、共有することでその喜びが倍増します。リッツ・カールトンが行っているワオ・ストーリー（顧客と社員との間で起こった心温まるできごとの共有）が有名ですが、これを皆さんの所課レベルで行えないでしょうか。つまりメンバーの「いい話」を披露し合い、お互いの貢献を称えるのです。このとき、直接顧客と接していない人も関与させれば、疑似体験ができるので一石二鳥です。

③顧客が抱える問題やニーズ＆ウォンツをよく理解すると、もっと役立つためにがんばろうという気持ちになります。たとえば患者さん向

けの資料を作っている人は、ドクターがその資料を使ってどのように患者さんに説明して、患者さんがどのように反応しているかを知らないかもしれません。患者さんに指導せんを渡した時のエピソードや、その冊子を読んだ患者さんの感想をドクターから聞くことができたならば、共感が生まれ、今後は患者さんをもっとしっかりと念頭において資料を作ろうと思うはずです。

　興味深い調査結果をご紹介しましょう。医療機関内で職員の手洗いを促すポスターを作りました。「手洗いはあなたを病気の感染から守ります」という文言ではまったく効果がありませんでしたが、「手洗いは患者さんを病気の感染から守ります」のように「あなた」を「患者さん」に変えたら、手洗いをする人が3割増えたそうです。それはなぜか…職員が「自分はともかく患者さんのリスクを大切に考えている」からだという分析結果が出ています。つまりポスターを見た人は、患者さんのニーズを知っているからこそ役立つために努力しようと思い、その心が行動につながったということです。

大切なことは、ビジョンと両輪であること

　顧客の力をお借りして社員を元気にさせるためには、普段からリーダーがメンバーにビジョンを伝えていることが前提となります。患者さんのためにというビジョンに命を吹き込むのが、ドクターや患者さんが「薬剤がいかに人生を左右したか」を語る、そのストーリーなのです。ビジョンが浸透していなければせっかくの言葉も心に響きません。そのためリーダーは日頃からビジョンを語りつつ、自身が培ってきたネットワークを生かして適材となる顧客を探し出し、ストーリーを集めることが求められます。顧客はドクターだけではありません。医療機関には薬剤師や看護師、医療連携室の職員など事務方を含めた

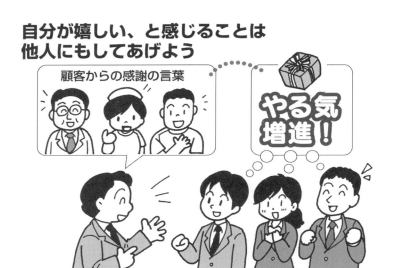

くさんの方々がいらっしゃいます。現在の顧客だけでなく過去や未来の顧客を特定することも必要でしょう。

　また、顧客を体験することが、顧客の理解や共感の醸成に役立つことがわかっています。たとえばMRやMSがドクター役となり、患者役の人に診察をしてみる。現在行われているたいていの社内研修は、ドクター役と営業担当者役に分かれ、しかもシナリオが決まっていると思います。その代りに患者役を設定して初診時を想定し、ドクターが患者さんと対話をしながら薬剤を処方するまでの過程を疑似体験することで、よりドクターの気持ちに近づけると思います。

　リッツ・カールトンや東京ディズニーリゾートなど職員のホスピタ

リティが際立った企業は、ビジョンや企業目的とともに顧客のストーリーの共有を大切にしています。ぜひ私たちも、顧客とのやり取りの中で働きがいを感じた瞬間を思い起こし、周りの人にその機会が訪れるよう協力し合いましょう。そうすれば皆のやる気が増し、ひいては顧客への大きなメリットにつながると確信します。

参考：ハーバード・ビジネスレビュー 2011 年 10 月号　お客様の言葉が社員を
　　　顧客志向に変える　アダム M. グラント

第2章 心の持ちよう

印象深いMRになろう

　MR数は増加の一途をたどり、年々史上最多を更新しています。激化する一方の競争の中で、ドクターをはじめとする顧客の印象に残るにはどうすればよいのでしょうか。まずは逆の立場で、皆さんの印象に残っているドクターを思い出してみてください。それはどのようなドクターでしょうか。面会回数の多いドクターでしょうか、それとも他のドクターとは異色の、特徴あるドクターでしょうか。

　いろいろなお話を伺っていると、ドクターが持つ「MRへの期待」に合致するか、かけ離れると印象に残るようです。そしてドクターの「良い」印象に残るMRになるためのキーワードとして、「他のMRとは異なる気遣いができること」「他のMRができていないことをすること」などがあがってきます。さて、ここからはドクターから伺ったエピソードをご紹介しつつ、どのように行動すればいいのかを考えてまいりましょう。

・**工夫した挨拶を**

　A先生の最も印象に残っているMRは、着任の挨拶時に顔写真入りプロフィールを持ってきました。そのように挨拶をしたMRは先にも後にもひとりだけで、その工夫にとても感心したそうです。A先生はこのプロフィールをその後着任してくる会社のMRに見せて、ありふれた行動にユニークさを生みだすことの大切さを諭しているそ

うです。
→　第一印象は最初の3分で決まります。初対面の時こそ知恵をひねってインパクトを残すことを考えましょう。奇をてらわず笑顔を絶やさないことだけでも良い印象を持ってもらえると思います。

・言い訳しない
　何らかの問題発生時、MRは顧客に謝罪と説明、対応策を伝えますが、必ずと言っていいほど言い訳がついてくるようです。B先生はこの言い訳を聞くのが嫌でした。そのためあるMRが会社の非を認め一切言い訳しなかった時、その潔さに感心したそうです。
→　会社としては顧客への賠償責任が発生することを恐れるあまり、謝罪をしないように指導しているかもしれません。しかし、ワンタイムではなく長期間にわたって良いコミュニケーションを求めるならば、迅速にきちんとした対応をすべきでしょう。

・質問に即答する
　皆さんはドクターや薬剤師から受けた質問にその場で答えていらっしゃいますか？すぐに調べてきますと営業所に戻って出直すことが当たり前だった時代もありましたが、いまはiPadがありますから、どなたでも即座に検索して答えられるかもしれません。でもそれでは「即答」とは言えないでしょう。
→　最近は即答できないMRが増えたとはC先生の談。だからこそよく知っているMRが貴重となるのでしょう。そのココロは即答できるように勉強する熱心なMRと付き合いたいということです。

・定期的に訪問する

　MRの仕事はルートセールスですから定期訪問があたりまえなのですが、現実は会議や他の業務がありなかなか叶いません。ドクター側も患者さんの応対で面会できないこともあるでしょう。そのため毎度「何曜日の何時訪問」というのは難しいのですが、だからこそ決まった日時の訪問はインパクトが大きいようです。

→　D先生が「○○さんが来ると木曜日の診療も終わったなと思う」と話されるように、たとえ面会できなくても決まって訪問することが印象付けにつながります。まずは3人ドクターを決め、毎週同じ曜日、同じ時間に面会を試みてはいかがでしょうか。

・KYを卒業しよう

　皆さんはドクターとの面会中に患者さんのカルテが回ってきたらどうされていらっしゃいますか？即座に切り上げますか？話を早めに終わらせようとしますか？それとも気が付かない？無視しますか？ E先生によると、これだけKYが広く認知されるようになったにもかかわらず、身勝手なMRが絶えないとのこと。

→　ちなみに先述したケースでは即座に切り上げ退出するのが無難です。少なくとも患者さんを待たせて申し訳ない姿勢を見せることが肝要です。面会時は話す相手に集中するべきですが、全神経の1割は周囲に残し、看護師やスタッフの動きにも気を配りたいものです。

・報告から解釈へ

　こんないい結果が出ましたとエビデンスを持ってくるMRは多いが、エビデンスの「解釈」までするMRは少ないとF先生。皆さんは、解釈はドクターがするものという先入観をお持ちではないでしょ

第2章 心の持ちよう

結局残るのは、人間性豊かで気遣いができる人

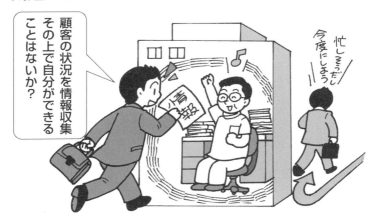

うか。公平な視点でエビデンスを読み込み、どのようにドクターの日常診療に適用させれば患者さんのためになるのかを考えてください。
→ 同じ大規模臨床試験のエビデンスにもかかわらず、製薬会社によって見解が異なることに疑問を持たれたことはないでしょうか。自社は良い結果だといっているのに、競合他社は失敗だと反論する矛盾に直面されたことがあると思います。プロとして皆さんはご自身の解釈をお持ちでしょうか。ドクターに意見をぶつければ、きっとディスカッションが弾みます。

・気を遣いつつ面会

相手を慮るが故に多忙なドクターには面会しづらいのが普通の心理ですが、当の本人は意外にもサポートを望んでいるものです。たとえばG先生は、学会発表の準備で手が回らなかった時、気を遣って訪

問してこない MR 諸氏の中で、発表に必要な文献を持ってきた MR を良く覚えているそうです。
→　顧客がいまどのような状況にいるのかは、本人のみならず周りからの情報収集で把握することができます。ドクターがどのような問題を抱えていらっしゃるのか、それを解消するために自分が役に立てることはないかを常に探し続けることが大切です。例えば先のケースのように、MR がドクターの仕事に有用な情報を把握していれば、どんなにお忙しくても会っていただけるでしょうし、きっと感謝されます。

　私たちは相対する人に良い印象をもってもらいたいと思っています。そのために必要な行動ができる人は、常に相手がどう思うかを考えつつ、周囲にアンテナを張り巡らせています。家族や恋人・友人にできることは、仕事相手にもできるはず。相手に喜んでもらいたいと強く想えば、工夫しようと自然に身体が動くものです。製品力の差が縮まった今こそ印象力、すなわち人間性やハートの勝負となります。

第2章 心の持ちよう

聞き上手になろう

　阿川佐和子さんの著書「聞く力」、皆さんはもうお読みでしょうか。インタビューのプロフェッショナルが豊富な実体験を元に、聞きかたのコツを伝授するこの本に魅せられたのは私だけではないと思います。営業活動（MR活動）とはすなわち、相手のニーズを理解し対応することにほかなりません。そのためには聞き上手である必要があるでしょう。そこで今回は相手が話しやすい聞き方、雰囲気の作り方を考えます。

相手を思いやり、満足してもらう
　そもそも人は話をしたがる生きものです。しかもドクターは日ごろ診療で患者さんの話を聞くのが仕事なので、普通の人以上に話したい欲求が高まっています。自分の話を聞いてほしくない人はいません。ドクターは患者さんには自分の話を聞いてもらえませんし、愚痴も到底言えません。このように、相手の状況と気持ちを推し量ることが会話を始める前提です。あれも話そうこれも伝えたいと頭がいっぱいになっていると、相手のことを思いやれません。

　また、「MRは明るく元気であるべし」と言われますが、どんな時でも明るく元気でいいのかと、立ち止まって考えてみましょう。ひょっとしたらドクターは懇意にしていた患者さんの様態が悪化し心配している最中かもしれませんし、患者さんから感染症をうつされ体調がよ

くないかもしれません。面会の場に入った瞬間に相手の状態を察し、「何かありましたか？大丈夫ですか？」と心境を慮っていることを示す気配りも持ち合わせたいものです。そうすれば「実はね…」とドクターから話し始めるかもしれません。このように、あれ？いつもと違うな？と感じたことを素直に聞くこともタッチポイントとして効果的です。待合室での出来事や院内スタッフの動きの中にもヒントが転がっています。それだけドクターのことを考え、周囲の状況に注視していることが相手に伝わることで、ドクターも喜んでくださるでしょう。

　そもそも会話は言葉のキャッチボールのため、片方すなわちMRが一方的に話をしていたら、それは会話ではなくプレゼンテーションです。MRは用事があるから訪問している、だから積極的に話をするべきだという考え方もありますが、まずはドクターの話したい欲求を叶えてあげてください。大切なことは面白そうに、ニコニコ楽しそうに聞くことです。「先生今日はどんな患者さんが多かったですか？」など他愛のない質問を投げかけても面白い返事が返ってこないかも知れませんが、的確な相槌を打つことで話が続くものです。その際知ったかぶりしたり、上っ面な受け答えをしたりしてはいけません。ドクターは患者さんの顔色を見ただけで症状を把握するプロなのですから、すぐに本性を見透かされます。相手と同じ環境にはなかなか身を置けませんが、自分ならどう思うかを考え、相手を受け入れる気持ちを持てば心からのリアクションができるものです。

シナリオ無しで、全身で聞く

　さて、ターゲットドクターの処方傾向や治療方針の把握はMR活動にとって死活問題ですが、十分に達成できている方は少ないようで

す。それはおそらく会社の研修で習った通りに聞くという「ストーリー立て」をしているせいで、相手の話に集中できず「聞けていない」からだと思います。つまり会話の最中に次の質問を考えていると質問することが目的となり、相手が自分の質問に答えたことだけを確認して安心してしまうのです。

　たとえばDPP4阻害薬の評価を質問して低血糖が起こりにくく使いやすいという返答があった時、研修では回答を得ることをゴールとして次の質問に移りがちです。しかしこの回答には薬剤性低血糖を恐れているドクターの心境が表出していますので、引き続き低血糖に関する質問を投げかけることで、初めて本質的な生きた情報が得られるのです。このように、質問するときにはストーリーを完全に決めてかからない方が良いでしょう。会社から指示されたアンケートをカスタマイズせずそのまま使うのはもったいないです。

　そして、相手が話しやすい環境を醸成するのが相槌と表情。ちゃんとあなたの話を聞いていますという意思表示とともに、話を弾ませるきっかけになります。はい、ええ、なるほど、といいますと？などの相槌を入れれば、相手の話すテンポを良くすることができます。会話を盛り上げるフックになりそうな言葉が見つかったら、もっと詳しく聞かせてください、などおうむ返しで質問を投げかけることも効果的です。

　さらに、表情も喜怒哀楽を伝えるための大切な要素で、言葉の不足を十二分に補ってくれます。余談ですが、インタビューの際には相手の声を明瞭に録音するため、相手が話しているときには極力発声を抑えます。そのため相槌も頷きと表情、とりわけ目で意思を伝えることになります。言い換えれば言葉を尽くすよりも豊かな表情作りに気をつけることが大切なのです。

耳だけでなく、全身で話を聞こう

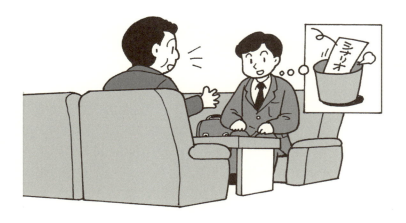

　表情に加え姿勢もまた、会話の盛り上がりに影響します。天皇皇后両陛下が子どもや地べたに座っている人に話しかけるときには、必ずと言えるほど膝を折られ、目の高さを相手に合わせていらっしゃいます。「上から目線」という言葉が表しているように、高い位置からの視線は相手に威圧感を与えるので会話には好ましくありません。少なくとも相手と同じ高さか低い方がよいでしょう。面会場所でドクターが座っている場合は腰を屈めるか椅子に座るかなどして調節し、背の高い方はより気を配ることが望まれます。

　阿川さんは著書の中で、質問する→答えが返ってくる→その答えの

中に疑問をもち、また次の質問をすることの繰り返し、つまり相手の話に集中することが大切だと述べています。相手がドクターに限りませんが、あなたの話をしっかり聞いていますよという態度で望み、きちんと誠意を示すことが大切なのは言うまでもありません。また、聞き上手で相手の満足度を上げたいならば、決して KY でいてはなりません。診察の合間に入れていただいた時や、手術や往診が控えているときには速やかに退散する、そのような気遣いをゆめゆめお忘れになりませぬよう。

参照：聞く力―心をひらく 35 のヒント 阿川佐和子　文春新書

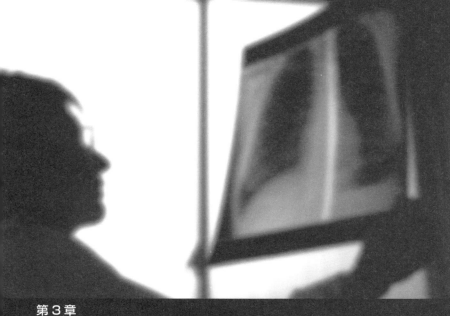

第3章

活動のヒント

MR活動については、昔から変わらないもの、
時代と共に変わってきたもの、今後変わっていくと
思われるものがあります。
MRの皆さんは現在の活動をこの3つに照らし合わせ、
それぞれについて活動を見直し、
顧客に合わせて変えていく必要があるでしょう。
基本的なMR活動は普遍的で全国どこでも同じものですが、
今後は顧客のニーズに応じた、よりきめ細やかな行動が求められます。
本章では新しいMR活動のヒントになりそうなことを取り上げます。

第3章 活動のヒント

病院の立場で考える薬の口座

　MR活動における大きな関門のひとつであり、最重要事項ともいえるのが自社製品の口座開設と口座維持。薬を採用する側の医療機関とくに規模の大きい有床病院では、各部門のいろいろな思惑と制約の中で、口座に関わるさまざまな決断が下されています。そのためMRが病院の状況やステークホルダーの考えを知っているのと知らないのとでは、活動の成否が大きく変わってきます。

　口座開設・口座維持のためにMRが取るべき戦略は、ステークホルダーをWin-Winにすることです。そしてWin-Winにするためには、病院の各部門の力関係を把握しつつ、相手の期待に応じて必要十分なアクションを取り、満足してもらうことが大切です。今回はステークホルダーの立場に立ち、MRはどのように行動すればいいのかを考えてみましょう。

・購買部門（＝経営陣）の立場から

　概して急性期病院の経費の半分は人件費、3割は薬剤費を含む医療材料費と言われ、薬剤費は経営を左右する重要なファクターとなっています。そのため（各病院により用度科、資材科、購入科、管理科など呼び方はさまざまですが）購買部門は経営陣と直結し、材料費の圧縮に力を入れています。現在でも病院にとって薬価差は貴重な収入源であり、やり手の購買担当者ほど卸と積極的に交渉し、できるだけ安

く仕入れようとします。いっぽうで薬の品目数抑制への関心は低く、逆に交渉のカードをたくさん持っておきたいと思っています。これは薬の数を増やしたくない薬剤部門とは異なった考えです。

　購買担当者の元にはMRだけでなく、医療材料メーカーや医療機器メーカーの営業担当者も訪問してきます。これらメーカーの営業は、昔のプロパーのように予算を持ち、製品価格を値下げして売り込んでくるため、購買担当者はMRとMSにも同様のスタイルを期待してしまいます。現在のMRは価格対応ができないためMS任せとなり、購買部門から足が遠のきがちだと思いますが、院長や理事長に面会するのと同じくらいの気概で訪問したほうが良いでしょう。病院によって濃淡はあると思いますが、購買部門の発言力は強く、経営会議では薬剤部門や診療部門（ドクター）の発言を凌駕することがよくあります。まずはMSと同行訪問することから始めましょう。

・薬剤部門（薬剤師）の立場から

　薬剤部門は購買部門よりもドクターや患者さんのほうを向いているので、薬をコストとは見ていませんが、薬剤庫スペースには常に気を配っており、包装形態や箱の大きさには敏感です。新たに口座を増やす際に同クラスの薬の口座をカットするいわゆる「一増一減」を行う理由は、スペースの問題もありますが、薬剤の種類が際限なく増えて調剤ミスのリスクが高まることを防ぐためでもあります。MRの訪問は歓迎しており、最新知見の入手先として重宝しています。新薬については、薬のプロとして熟知するための十二分な情報提供をMRに求めます。

　大学病院の薬剤部門長は大学教授を兼任していることがあり、強い権力を持っていますので、MRは診療部門の教授と同様の扱いで部門

病院で働くそれぞれの人の立場になって考えよう

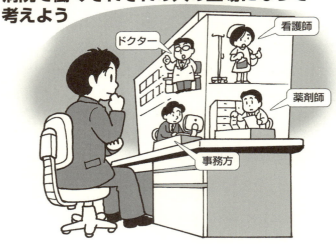

長に面会したほうが無難です。また、新しい薬が加わると、オーダリングシステムデータの変更や院内周知などさまざまな手間がかかり、薬剤部門にとって口座開設は面倒なイベントです。この苦労をMRが慮ることが大切な心配りだと思います。

・診療部門（ドクター）の立場から

　病院勤務医は自分が使いたい／他施設で使い慣れている薬が院内採用品目リストに無い時や、懇意にしているMRから自社製品の採用申請を依頼されたとき、自分が申請することで院内での立場や評判がどうなるかを考えるものです。ですからMRが申請を依頼するドクターを見誤ると、申請がなされないばかりか当人に不満感を持たれてしまいます。申請時にどのドクターから書類を出してもらうかを検討する場合は、薬剤部門はじめ複数のルートからの情報収集が必要です。

また、(これは院外よりも院内処方が多い病院に限りますが)院内に自社製品の口座が無い場合、MRはついドクターに「院外処方で使ってください」とお願いしがちです。病院側から見るとこのMRの行動は、院内で薬を貰える患者さんの利便性を損ねますし、院内の薬の消費量が減り、薬価差の享受が少なくなるので疎ましい行為です。また、院外処方の多いドクターはチェックされ、院外処方の目立つ製品のメーカーも目を付けられますので十分な注意が必要です。

・看護部門(看護師)の立場から

　看護部門に訪問しているMRは少ないと思いますが、院内で患者さんと接する機会の多い看護師は、薬が変更になった際の影響を最も受ける方々です。看護部門は薬剤部門と同様、新薬の情報を欲しています。例えば薬の服用方法が従来と異なる場合‥経口剤から経皮吸収剤になったとしたら、患者さんや家族から看護師さんに何らかの質問があるでしょう。このとき看護部門にも薬の情報を届けていれば、患者さんや家族へ説明できるので助かります。また、患者さんと接しているときに気を配りたい副作用情報も、看護師にとっては貴重なものです。

　看護部門への情報提供はMRにもメリットがあります。既存品よりも利便性が高い新薬の採用を審議する際、看護部門から採用を推薦してもらえるかもしれませんし、口座カットの検討リストに入っても、現場の看護師の反対で翻ることも期待できます。言うまでもありませんが、患者さんと接する時間の長い看護師は、薬の適正使用推進には欠かせないステークホルダーです。

だいぶ改善してきたものの、依然として MR 活動は処方医至上主義の呪縛から逃れられていないと感じます。確かに、薬の売り上げを増やすには、ドクターに処方を増やしてもらうしかありませんが、口座開設や維持のために視野を拡げてみてはいかがでしょうか。病院内で MR の皆さんが関わる部門や人が多いほど、自分や自社製品の認知度が上がり愛着が湧くので、いざというときに助けになってくれると思います。

第3章 活動のヒント

インターンシップと社内留学

　どの製薬会社も「優秀な人に来てもらいたい」と考えており、様々な施策を展開しています。その中のひとつであるインターンシップは、もともとは米国で始まった、就職のミスマッチをなくすための制度です。このインターンシップ…近年は日本でも珍しくなくなり、大手製薬会社もこの制度を運用しています。

　製薬各社はインターンシップで、応募してくる大学生や大学院生の職業意識の向上や、製薬業界や製薬会社の仕事に対する理解を深めてもらうことをめざしています。表向きは採用活動や広報活動のひとつと見なされていますが、いち早く優秀な人材を発掘し、自社に入社してもらうよう働きかけたいという本音も垣間見られます。

　この制度は学生や企業だけでなく、応対する社員にもメリットがあります。例えば各社はインターンシップ・プログラムにMR同行を組み込んでおり、MRは学生を連れて営業活動に出かけます。自分の仕事を身近で見せる緊張感と満足感、次世代育成という理念のある任務に自分が選ばれたことへの自尊心、そして自分の言葉でMR職の魅力を話すことで得られる仕事への誇りや会社への忠誠心は、普段の研修ではなかなか得られないものばかりです。「お金を払ってでもさせたい経験」と言われるのは、あながち大げさではないと思います。

　近年は学生から製薬会社にインターンシップの問い合わせが増えているようです。MR職の充実した研修体制が社会人の基礎を学ぶ場と

101

して魅力に映り、キャリアのスタートを切るにふさわしい業界のひとつとして目されるようになってきているのだと推察します。

　先進的な採用戦略を展開する製薬会社の中には、優秀な学生に「キャリアのファスト・トラック」を提示し、通常の採用ルートで入社した人とは別の、特別なキャリアパスをセールスポイントにしています。また、グローバル本社を日本に設置している製薬会社は、MR職枠・開発職枠の他にグローバル採用枠を設けるなど、自社の特徴を生かした採用戦略で優秀な就職希望者を呼び込もうと躍起になっており、人材確保の競争は増すばかりです。

　ところで、このインターンシップはどのようなプログラムで行われているのでしょうか。各社は「自社らしさ」を前面に出し、趣向を凝らしたプログラムを組んでいます。2泊3日泊まり込みで行うものから、のべ3か月かけ6日間参加を前提としているものもあります。製薬業界の理解を深めるプログラムは定番で、これに製薬会社の仕事を知ったり体験したりするプログラムが加わります。

　MR同行プログラムはメインイベントのひとつで、どの会社も学生が現役MRと触れ合える時間を確保しています。また、入社後のキャリア形成を見据え、MR以外の様々な職種の社員との対話の機会を設けている会社もあります。MR同行プログラムはMR志望の学生にとって魅力的なプログラムなので、会社も応対させるMRの人選には気を配り、MRとして優秀なだけでなく、人間的にも会社の広告塔として相応しい人を割り当てます。ですから、栄えある応対役に選ばれたMRは誇りを感じ、好奇心いっぱいの目で自分の話を聞く学生を前に、数年前の自分を思い返しつつ嬉々として応対するのです。同行訪問先のドクターも、次世代育成のためだと温かく受け入れてくださるようです。つまりこのプログラムはWin-Winなのです。

各社は 30 名前後の学生を受け入れているようですが、受け入れ人数をもっと増やすことはできるでしょうか。現在はおもに本社で実施していますが、もし全国の支店レベルで実施できれば参画できる MR が増えます。ただし開催地を増やすとクリアすべきハードルが出てきます。

　MR 同行パート以外、業界案内や会社紹介のパートは、通常本社スタッフが対応するため、地方で実施するならば、スタッフの出張もしくは現地での拡充を考えねばなりません。また、MR 同行中に得た情報の漏えいリスクを考えておく必要があり、学生の人数が増えればリスクも上がります。さらに、受け入れ人数が多くなるということは、対応するスタッフや MR 数も多くなるため、日常業務に何らかの支障が出るかもしれません。そして学生とはいえ社外の人に、会社の顔として対応できる社員が潤沢かどうかも心配の種だと思います。

　これらの懸念点を考慮すると、現実的には、インターンシップを全国展開するのは投資とリターンのバランスが良くなさそうです。しかしながら、社員とくに MR の育成という観点で、MR 同行プログラムの利点を他の企画で活用できないか…その答えのひとつが「社内留学」だと思います。

　製薬各社はいろいろな方法で優秀な MR を顕彰しており、「上級 MR」など社内資格制度を導入している会社もあります。この上級 MR に選ばれた社員はそれとわかるようになっており、若手 MR は上級 MR がどのように、また、何を心がけて仕事を進めているのかを知りたがっています。そこでいわば社内留学と称して若手 MR が上級 MR と同行し、ドクターや薬剤師、MS とのやり取りの実践から、文献の探し方や報告書の書き方など細かな実務まで OJT で研修するシステムを作れば、若手 MR にとっては学び多き機会になるでしょう。上級 MR は、インターンシップで学生を応対して得られるような、

実際の業務を通じて、座学では得られないことを学べる

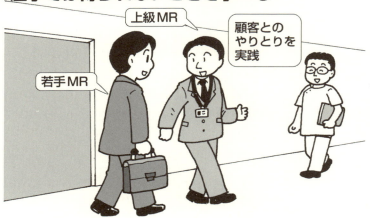

誇りや自尊心を感じることができるでしょう。

　社内留学がインターンシップよりもベターなところは、教えてもらう側である若手MRのスキルアップに直結するため結果的に営業力アップに繋がることと、社員間で完結するため手間暇や神経をそれほど使わなくていいことです。いっぽうデメリットは同行を希望する若手MR自身の営業機会損失くらいで、メリットのほうがはるかに大きいと思います。

　教える者・教えられる者双方にとって有意義な「社内留学」。MRの情報共有や引継ぎさえ電子化された今日では時代に逆行しているかもしれませんが、このような時代だからこそ、ネットで検索できない情報を人づてに学ぶことに価値があるのではないでしょうか。

第3章　活動のヒント

進化するドクターの勉強会

　各地でドクターや薬剤師を対象とした勉強会の立ち上げが活発に行われています。勉強会自体は昔からありましたが、最近のそれはドクターと製薬会社の Win-Win をめざし、多様性に富み、より工夫が凝らされています。最近の勉強会の傾向を知り、より効果的な活用方法を考えましょう。

　従来の勉強会は（言葉は悪いですが）自社製品をひいきしてくれるドクターが、そうでないドクターに処方を促すための場といってもよいくらいの会が多かったように感じます。勉強会とは名ばかりで、仲良しドクターの集いの場にすぎない会も散見されました。しかし最近は、これまでのような薬の話題一辺倒から、幅広いドクターのニーズに沿ったテーマ設定や、ひとつの領域の専門医だけを集めるのではなく複数の専門医を束ねるような、横串を刺す専門横断的な会が求められるようになってきています。

　また、これまでは参加したドクターの処方増が製薬会社の主な目標でしたが、今後はフェアで学究的なドクターから、自社製品のエビデンスの解釈や臨床医が日常診療で臨んでいる症例の最新の知見について、広範囲にアドバイスいただけることもメリットとなるでしょう。ドクターが興味を持っている領域が自社製品のラインアップにリンクすればするほど、興味深い勉強会が継続できると思います。大切なことは、勉強会の期間と頻度、メンバー構成について、ドクターと会社

の間で事前に合意を得ておくことです。

 長年にわたりいくつもの勉強会を主宰してきたドクターにお話を伺うと、やはり最近の勉強会は変わってきたようです。より小規模の勉強会やインターネットを駆使した勉強会を企画する会社、20人くらいでラウンドテーブルディスカッション形式の勉強会を開催する会社、「(薬と関係なくてもいいから)ドクターに役立つような勉強会を立ち上げて欲しい」と打診してくる会社もあるようです。

 勉強会に参加したドクターが知見を得て満足するためには、薬の情報だけでは不十分になってきているため、以下三つの新しい形式すなわち:

 ①これまで以上に薬の情報(具体的な使い方まで含めて)を提供して販促を図る方法が、小さな形で頻回に開催されるようになった一方で、②ドクター同士のディスカッションから会社が情報を得て、今後の活動に生かしてゆくという考え方、また、③会社の利益とは直接関係ない勉強会をすることで、社会貢献のひとつとして医療に貢献している姿勢を示す(それが企業のブランドイメージ向上につながるという)考え方が生まれたのではないかと思います。

 形式①のとおり、薬の情報つまりこの症例にはこの薬といったような具体的な使い方まで含めた情報を提供して販促を図る方法は、かつてより小規模で頻回に開催されるようになりました。これは勉強会が「MR活動の中で宣伝しきれないことをフォローするためのプラン」というスタンスに変わってきているからだと思います。

 ②のような、ドクター同士のディスカッションから情報を得て、今後の活動に生かしてゆくという考え方は、MR活動による情報収集のスタイルを大きく変える可能性を秘めています。これまではMRが個別にドクターと面談してニーズを引き出すスタイルが中心でした。

この方法の難点は、MRのスキルによって収集できる情報量・質に差があるため、担当MRによって得られる情報に濃淡がでてしまうことです。優秀なMRならば得られる情報が、そうでなければ得られず、競争力の低下リスクがあります。しかしドクター同士でディスカッションが行われる場があれば、同席している複数のMRが同時に同じ情報を共有することができますし、一緒にニーズを確認し、相談し、打ち手を考えることができるでしょう。

　③のように、会社の利益とは直接関係ない勉強会をすることで、社会貢献のひとつとして医療に貢献している姿勢を示すという考え方は、ルールに沿っているかの確認は必要ですが、利益よりも貢献を優先して最終的に利益を得るという、企業体として理想的な考え方に基づいています。企業のブランドイメージ向上は、ドクターや薬剤師のみならず患者さんにとっても大切なもので、「この会社の薬だから効く」という暗示がドクターの処方や患者さんの服薬アドヒアランスにプラスになることがあるかもしれません。

　それでは会の運営にあたりどのような懸念があるでしょうか。まず思い浮かぶのは、ドクターの関心事と会社がプロモーションしたいことが合わないことです。勉強会を主宰できる実力のあるドクターは限られていますので、どうしても各社の依頼が集中します。参加者を満足させるためには勉強会のテーマが重ならないようにしなくてはなりません。

　このテーマ選定に関しては、ドクターと担当者が本音を話し合える間柄であればあるほど満足度を上げられます。多くは会社側からドクターに勉強会主宰を依頼している手前、担当者はどうしても気を遣ってしまい、なかなかドクターに会社の意向を伝えられません。しかし先述したドクターの言葉をお借りすれば、「MRや会社がどうしたいのか、率直に教えてくれれば自分なりにWin-Winの道を考えられる」

ドクターへ貢献することを念頭に、長期的な実を取る勉強会を企画しよう

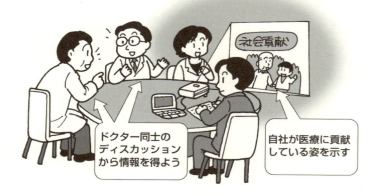

ようですから、ぜひ積極的にディスカッションしていただきたいものです。主宰ドクターは製薬会社の支援を元に勉強会を継続したいと考えていますので、ドクターの希望と会社の希望をどのようにすり合わせていくかが今後の課題になるのでしょう。

　縦割り組織どうしの横のつながりは、組織体を問わず抱えている悩みであり、それは医療機関内や個々のドクター間でも同様です。勉強会は、かつては同じ専門分野や卒業大学の同門を束ねる施策として展開されてきましたが、今後は専門軸だけではなくドクターの「興味軸」も取り入れてはいかがでしょうか。多様なドクターや薬剤師を繋げて成果を生み出すことこそ、個別訪問しているMR/製薬会社が貢献できる分野だと思います。

第３章　活動のヒント

社会貢献活動を梃に

　皆さんは自社がどのような社会貢献活動を行っているかご存知でしょうか。自信を持ってご家族や友人に説明できるでしょうか。おそらくほとんどの方はあやふやだと推察します。

　この春、新入社員研修を東日本大震災の被災地で行う製薬会社があると聞きました。プログラムの中にはボランティア活動も含まれているようで、新しい取り組みだと感心しました。製薬会社は社会的使命感の強い企業体のため、社会貢献活動に熱心です。定期的に救急車や車いすなど医療に関連する物品を寄贈したりボランティア活動を行ったり、患者さんの心のケアにつながる場の提供をしたりなど枚挙にいとまがありません。この社会貢献活動を社員と上手にコミュニケートできれば、社員の仕事へのモチベーションも会社への忠誠度も上げることができると思います。

　社員が自社の社会貢献活動を知れば良い会社だと再認識し、会社へのロイヤリティが上がり、誇りを感じてさらに仕事に励むことが期待できます。しかしながら、営業のフィールドは会議や外勤準備、研修で忙しく、ドクターや薬剤師との面会時には製品プロモーションに追われ、なかなか社会貢献まで頭が回りません。また、社会貢献活動について営業の皆さんに話を伺うと、それは仕事に関係ないから…とアンテナが立っていない方が多いように感じます。本社はイントラネットや冊子で紹介しているものの、思ったようには浸透していないのが

実情です。ここに改善の余地があります。

　経験のある方はお気づきだと思いますが、自社の社会貢献活動は、知っていれば営業活動にも使えるトピックス、すなわちドクターや薬剤師との会話のきっかけづくりになるものです。なぜなら「いい話」は聞いているほうも気持ちがいいからです。自慢するのではなく、ニュースのひとつとして淡々と自社の貢献を語ることは、ワンパターンの製品プロモーションとは異なり新鮮に受け止められるものです。それではどうしたらスマートに伝えることができるか、方法を検討しましょう。

・プレスリリースを読む

　製薬企業に限りませんが、自社の社会貢献活動はニュース性が高く会社の評判アップにとってもプラスになるため、各社はマスコミへの露出を積極的に行っています。マスコミへの連絡はおもに「プレスリリース」として発表されるので、まずはこのプレスリリースを読むことから始めましょう。自社のホームページ（やイントラネット）に掲載していることが多いので、まめにサイトを確認すればニュースを仕入れることができます。並行してRISFAXなどの業界紙も抑えておいたほうが良いでしょう。第三者から自社がどのように見られているのかを知ることで、顧客からの視点を確認することができ、「裸の王様」になるリスクを回避することができます。

・説明会で使う

　冒頭、コマーシャル部分のトピックスをどうしようかと悩まれたことはありませんでしょうか。製品のプロモーションビデオやオピニオンリーダーのスピーチビデオなどの動画映写が流行っていると思いま

すが、それも続けば新鮮味が薄れます。それならば自社の社会貢献活動を紹介してはいかがでしょうか。グローバル企業ならば地球規模での貢献はインパクトが大きく、国内でも相応の活動をしていると思います。自社製品の売り上げの一部を社会に還元していることをプレゼンテーションの前に紹介できれば、MRの皆さんは胸を張って話ができるでしょうし、処方依頼もしやすくなると思います。

・**担当者の話を聞く**

　皆さんの会社にも社会貢献活動を管轄する部署があると思います。広報部か渉外部か、会社によって部署はまちまちだと思いますが、まずは担当者を探し、自社の社会貢献活動をまとめて教えてもらいましょう。もしかしたらパワーポイントやビデオなどの資料が揃っているかもしれません。担当者は社内外で説明することに慣れていますの

自社の社会貢献のストーリーは本業のサポートになる

で、営業所会議などで話してもらってもいいでしょう。「うちの会社はいいことしているのだな」と気分良くなりますし、顧客にも胸を張って話すことができるようになります。

・自分も参加する

　金銭でもマンパワーでも構いません、自社の社会貢献活動に皆さんが参加することはできないでしょうか。東日本大震災の被災地でボランティア活動を行う製薬会社もあるように、各社いろいろなプログラムを揃えていると思います。MRの皆さんは日々の営業活動があるので時間的になかなか参加しにくいかもしれませんが、ご自身の目で見て、身体で感じたことを語ることができるようになります。営業に関係ないからと袖にするのはもったいないと思います。

・仕組みをつくる

　全社的な活動・仕組みづくりも検討に値すると思います。例えばMRが自社の社会貢献活動に関するアンケートをドクターや薬剤師に実施し、「いいね！」サインを貰ったら1ポイントとする。ポイントに応じて社員がボランティアに出動するとか、会社が金品を寄付するような企画はどうでしょうか。こうすればMRは自社のいい活動を知り会社を誇りに思うでしょうし、顧客参加型とすることで、営業活動中に顧客と一緒に盛り上がることができると思います。仮に「MR2千人がボランティア活動実施。全国のドクター　1万人が賛同」となれば、会社もプレスリリースを出して新聞紙上に明るい話題を提供することができるでしょう。これこそ私たちができる社会貢献ではないでしょうか。

社会貢献活動を営業に活用するなんて不謹慎だという意見もありますが、今回はシンプルに、「いい話、知って・伝えて・気分良く」という好循環サイクルをご提案しました。製薬企業は本業で人々の命と健康に貢献しています。そして本業の堅調がさらなる社会への貢献を生み出します。翻って、私たち個々人が貢献できること・すべきことは何か、どうしたらもっと患者さんや医療従事者の方々の助けになれるかなど、忙しい最中にはふと忘れてしまいがちな大切なことを、いま一度じっくりと考えたいものです。

第３章　活動のヒント

もっとインターネットを活用しよう

　初対面の人と会って話をする予定があるとき、皆さんは事前に情報収集をされていらっしゃいますか？相手の出身や経歴、ドクターならば専門や発表した論文、現在の職場での活躍状況など、事前に知っておいたほうが、会った時により有意義な話ができるものです。この情報収集の際に便利なインターネットですが、医療機関やドクターに関して誰でも入手可能な情報でさえ、驚くことに、営業担当者が知らないことが少なくありません。その気があれば手に入れられる情報をスルーしているのは、目の前にある宝の山を見過ごしているのと同じこと。もったいないです。

　ネットの活用をお勧めする背景には、ドクターとの面会機会と面談時間の減少があります。対面で話ができる絶対的な時間が減っているので、他の手段でつながりを補てんする必要があります。また、接遇の規制強化に伴いドクターの人となりを知る機会も減っています。これも医療機関のホームページに掲載されているドクターの理念や患者さんへのメッセージを読むことである程度は補完できるでしょう。また、ドクターの情報発信度合いも確認することができますし、SNSの使用頻度も把握できます。

　ところで、MRとの付き合いに関するドクターの本音は、人間的なつながりを重視するという至極当然なものです。2012年４月から接待に関する規制が強化されましたが、同じ釜の飯を食う機会が無く

なり残念との声をよく聞きます。いっぽうで、接待が無くなったからといって処方が増えたとか減ったとかいう「事件」は殆ど聞きません。大部分の接待は純粋に人間関係の潤滑油だったことがわかり、ホッとします…少し脱線しましたが、注目すべきは、ドクターも面会しにくるMRのことを知りたい、人と人との付き合いをしたいという気持ちを持っている事実です。自分と接するMRがどのような人間なのかを知りたい、というドクターの本心を再認識しましょう。

　さて、情報発信している人は、その形態がいかようでも、誰かに知ってほしくて発信していると考えるのが自然です。自分のためだけにならば、わざわざ公共の場にプライベートのことを公開しないでしょう。それはドクターも同じことで、患者さんのため、一般市民のため、医療機関スタッフのために、ホームページやSNS、公開講座やマスコミを通じて自分の考えを発信しているのです。ですから、皆さんがドクターの発信内容を知っている/読んでいることを伝えれば喜ばれるでしょうし、その話題についての会話も弾むことは間違いありません。共通の話題が増えれば人間関係も好転するものです。

具体的なネット活用法

　ここで、私たちがどのようにネットを活用できるか考えてみましょう。医療機関名を検索すると、たいていは上位に施設のホームページが出てきますので、トップページに飛んでページ全体を俯瞰してみましょう。どのような情報が網羅されているのか、リンク先はどうなっているのかを確認し、全ページくまなくチェックします。このとき面倒がらず重箱の隅まで突くようにして情報を入手することが始めの一歩です。リンク先があれば迷わず飛んでみましょう。たとえばドクターが院長である施設ホームページのリンク先は、すなわちドクターの興

味関心のある分野です。また、施設に老健や訪問看護ステーションが併設されている場合には、そちらのホームページも確認します。管理者はだれか、他にドクターの名前がないかなど、調べることがたくさんあります。また、ドクターやスタッフのブログを通じ、別の角度からも全体像を把握できます。ネットに載っている情報は公のものですから、得られた話題については遠慮なくドクターに投げかけてみてください。そこまで興味を持って念入りに読んでくれたか、と喜んでもらえるでしょう。

　次にドクター名で検索してみましょう。ドクターが Facebook などの SNS を利用していればヒットしてきます。このとき皆さんが ID を登録していれば、相手が公開している最低限のプロフィールを見ることができます。細かな話になりますが、SNS 上で相手に交信を打診すると、まず自分のプロフィールが相手に提示されます。もしこのとき偽名で登録していると相手に怪しまれるでしょう。Facebook は企業が顧客とのコミュニケーションやマーケティングに活用するなど、実名での登録が多いことで知られています。ドクターは本名や医療機関名での登録が多いので、皆さんも氏名と勤務先程度はオープンにすることで、ドクターとのコンタクトも図りやすくなると思います。

　時候の挨拶よりもドクターが Facebook に投稿した話題のほうが、ドクターにとって身近なのは当然かもしれません。Facebook は自分が投稿した記事を誰が読んでくれたかまで追跡することができますので、ドクターが発信した内容を「私は読みました」というメッセージは伝わります。こうすれば仮に面会できなくても交信を続けることができるのです。バーチャルで共通の話題があれば、久しぶりの面会でも一瞬で時間と距離の差を埋めてくれることでしょう。

第3章 活動のヒント

外勤に行く前に、充分に情報収集を

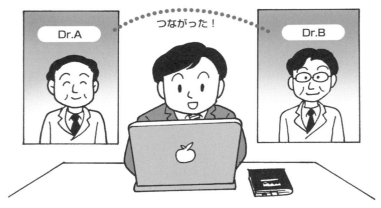

SNSでリアル × バーチャルコミュニケーション

　このように、もっとネットを活用することで複数の医療機関／ドクターの発信状況を一元管理し、活用することができるのです。情報発信を好むドクターは、他のドクターや医療機関の発信内容を知りたがっていますので、たとえば地域でどの施設のホームページが更新されたかとか、施設の新型医療機器の導入状況や、職員募集状況などの情報提供は重宝されます。また、SNSを活発に行っているドクター同士をつなげてあげることも喜ばれるでしょう。これは両者とつながりのあるMRだからこそできる貢献だと思います。最後にニュース記事の検索もお忘れなく。Googleなどの検索エンジンを使えば、過去に渡ってネットに登場した医療機関名やドクター名を抽出してくれます。

ネットはともかく SNS はどうしても個人情報がからむので、手を出すハードルが高いかもしれません。しかし顧客の情報を得るツールとみなせば、仕事で活用しない手はないでしょう。ドクターとますます面会しにくくなっている現在、ネットを通じた情報収集はますます必要不可欠になりました。リアル×バーチャル・コミュニケーションで、顧客とより近くになりましょう。

第３章 活動のヒント

医療の行方～ふたつのシナリオ

　近年、製薬会社を悩ませる三重苦といえば、製品のパテント切れ、ブロックバスターの欠如、それに営業生産性の低下でしょうか。どの会社もパイプラインの空洞化に悩み、薬価改定による収益の蒸発がリスクとなっています。製薬業界の今後を左右するイベントはたくさんありますが、医療はどのような方向に進んでいくのでしょう。私たちはどのような対策を練っておく必要があるでしょうか。今回は無数のシナリオから独断と偏見でふたつ選び、ドクターと患者さん/MRの関係、製薬会社の立ち位置やMRの心構えを考えてみようと思います。

シナリオ１　予防医学へのシフト

　予防医学の推進は今に始まったことではありませんが、確実に今後弾みが付き、ますます進んでいくと想定されます。薬剤ゲノム学や診断が進み、また医療費抑制の観点からも治療/入院＜予防の意識が高くなってきましたが、これは医療従事者だけでなく患者さんや予備軍である一般市民の共通認識になりつつあります。
たとえば市販薬の中で感冒薬については、風邪の引き初めに効果的といわれる葛根湯の人気が上がっていますが、これも市民の予防への意識が高まっている一例だと思います。今後生活習慣病薬のスイッチOTCが増えれば、医療機関で出される処方薬の出番が減るかもしれません。というよりも国庫の薬剤費低減のため、生活習慣病薬の薬価

日々の営業活動のみでなく、時々は将来の医療が向かう先を考えよう

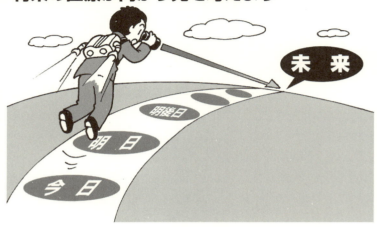

を下げたり受診者の窓口自己負担額を上げたりすることが想定されます。もし自己負担額が増えれば、患者さんはますます医療機関への足が遠のくでしょう。医療費は増える一方ですし、諸外国のようにリーズナブルで良く効く市販薬が増え疾患の重症化が減れば、医療機関にかかる患者さんは今より減るかもしれません。

このような状況下では、ドクターに求められる役割も変わってくるでしょう。かかりつけ医として患者さんのコンサルテーションが大事となり、より一人ひとりの患者さんとじっくり向き合う時間が増えると思われます。がんや脳血管疾患、虚血性心疾患の発症抑制のための食事・運動療法を指導しつつ、病の兆候をいち早く見つけ速やかに対処することに重点が置かれます。

このとき、ドクターと製薬会社/MRの関係はどうなるでしょうか。

ワクチンなど予防薬を担当している MR には、これまで以上の情報提供が求められるのは言うまでもありません。生活習慣病関連薬を担当している MR は、薬を売りたい気持ちが先行し、これまでは食事・運動療法についての情報提供が二の次だったかもしれません。しかしドクターや患者さんが求めているのは未病状態をいかに続けられるかのため、たとえば糖尿病薬を担当している MR ならば、糖尿病にならないような対策方法の伝達にシフトしていくでしょう。製薬会社としては自社の薬剤が最も効果を発揮する患者背景や病態、服薬のタイミングなどを研究することで、予防医学に貢献できると思います。つまり漫然と服用させるのではなく、兆候が見られた時に適切な投与で寛解に戻すような、そのような予防薬としての役割も併せ持つ薬剤開発と情報提供が求められるでしょう。

シナリオ2　個別化医療へのシフト

　遺伝子診断が今よりも身近になると、ますます患者個々人に応じて治療がカスタマイズされていくことが予想されます。がんの分子標的薬と同時開発されている「コンパニオン診断薬」もその一つで、医薬品メーカーと診断薬メーカーのコラボレーションが治療効果改善につながっています。

　外来風景はどのように変わるでしょう。たとえば血圧が高い患者さんに初めて降圧剤を処方する場面。これまでは使い慣れた薬剤や、よく訪問してくる製薬会社の薬剤を使っていたことでしょう。この習慣が変わり、血液検査で患者さんに合う降圧剤がリストアップされ、ドクターはその中から選ぶようになるかもしれません。そうなると、降圧剤の特性よりも薬剤が患者の体質に合うか合わないかが処方への関門になります。

ドクターと患者さんとのコミュニケーションはどうなるでしょうか。高血圧症の場合、薬剤が効くか効かないかは血圧値や自覚症状で判断していましたが、家庭血圧の測定がうまくいかなかったり白衣性高血圧で薬剤の効果判定が難しかったりするかもしれません。個別化医療は患者自身の納得度を上げドクターへの信頼度を上げる救世主になる可能性を秘めています。

　ドクターとMRの関係はどうなるでしょうか。「リスト」に出てこなければその患者さんに効かないことが露わになると、これまでのように漫然と処方は出なくなるでしょう。抗菌剤のように有効性のスペクトルが広い薬剤が使いやすくなり、使いにくい薬剤はいくらMRがドクターにお願いしても出番がなくなり淘汰されていくかもしれません。

　また、新たな流通チャネルが出現することも考えられます。既に一部のがんは、郵送検診という方法で意識の高い顧客を集めています。これは自分で採血した検体を郵送すると、施設が血液検査でスクリーニングしてくれるシステムです。

　たとえばこれに高血圧症の項目ができた場合、患者自ら自分に効く薬剤を判断し、処方薬を選ぶ時代が来るかもしれません。医療機関では健診データを元にドクターに処方薬を要求する患者さんの姿が…そうなるとリストの中から自社製品を選んでもらえるよう、一般人へのコマーシャルが必要になってくるでしょう。その前に、リストに自社製品を載せてもらうよう、検診会社へのアプローチが先になります。

　今回取り上げたふたつのシナリオは、片方ずつではなく両方同時に起こるかもしれません。その時が来るまで時間がありますので、じっ

くりと対策を考えておけば安心です。以下に検討すべきテーマを3つ挙げて終わりにしたいと思います：

　予防医学＆個別化医療の世界では医療従事者にどのような価値提案ができるでしょうか？ MRに代わってどのような新しいリソースや活動が競合優位性を提供するでしょうか？製薬会社の新しいビジネスモデルの効果を最大化するパートナーは誰でしょうか？

第 3 章　活動のヒント

MR 職と人生戦略

　皆さんの人生の満足度はどれくらいでしょうか？これくらいと即答できる方、そんなこと考えたこともなかったという方、うーんと考え込んでしまう方など、様々だと思います。「自分はどのように生きていくか」という課題は日々の生活に忙殺されていると、なかなか腰を落ち着かせて考えられないかもしれません。しかし組織行動に戦略が欠かせないように、私たち一人ひとりの人生にも戦略があってしかるべきではないでしょうか。

　戦略論で著名なハーバード・ビジネス・スクール教授のクレイトン M・クリステンセン氏は、「MBA コース在学中は自分の人生の目的を見つけるために時間を使おう。そうすれば後年振り返った時、それが在学中に得られた一番大切なことだったと思うはず」と述べています。今回は MR の仕事と人生戦略について考えます。

どうしたら幸せな MR 人生を送れるか

　人にモチベーションを与える「動機づけ・衛生理論」（二要因理論）で知られる臨床心理学者のフレディック・ハーズバーグ氏は、「人生で強い動機づけとなるのはお金ではなく、学習し、責任を担い、成長を実感し、成果を認められる機会を持つことだ」と述べています。MR 職はこれら動機づけの要素をクリアしていると思います。任務を遂行するには継続的な学習が欠かせませんし、扱う製品は人々の生命

第3章　活動のヒント

MRとしての判断基準＝自分のものさしを持とう！

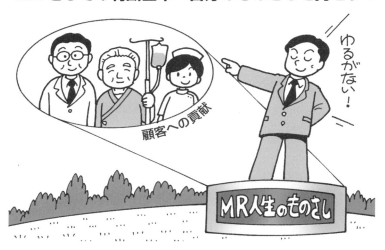

にかかわるので重い責任を負っています。また、仕事相手はドクターをはじめインテリジェンスの高い医療従事者で、良好なコミュニケーションをとるには相応の知識と共に人間的な成長が求められます。そのため理論上は、MR職は強い動機づけをもって働き続けられる職業です。しかし現実では不平不満も多く、辞めていく人が後を絶ちません。なぜでしょう。いろいろな理由の中で、成果が認められない、仕事へのやりがいが感じられないという声が聞こえてきます。

　売り上げ実績の数字が気になったりMR職にやりがいを感じられなくなったりしたら、ぜひ思い返していただきたいのですが、MR職は、自分の知識スキルで人類の健康に貢献できる尊い職業です。ドクターを通じて患者さんを助けることができる、つまり間接的ではあっても人を救うことができる貴重な仕事です。意識してこのような初心

に帰れば、数字や評価の良し悪しに一喜一憂することも少なくなり、MR としてやりがいのある、幸せな人生を送れるのではないでしょうか。

　ところで、自分で自分のやる気を上げることをセルフモチベートといいますが、セルフモチベートできる MR は、MR 職の意義や誇りを念頭に仕事をしています。営業目標達成という「数字」を目標にしてしまうと、どうしても単年度で近視眼的に陥りやすく、数字が悪くなるとモチベーションダウンにつながりやすくなります。もちろん数字の達成は業務上必要なことですが、それだけにとらわれてはいけません。

　仕事のやりがいは自分で見つけるべきものかもしれませんが、たとえば入社間もない新人には組織、つまり先輩や上司の働きかけが強く影響しますので、組織をリードする立場にある人は、後輩や部下が自分（組織）と同じかそれ以上のやりがい・やる気を持って働けるよう、常に援助の風を送り続けることが責務です。また、人の話を聞いたり自分で本を読んだりなどのインプットを続けるとともに、モチベーションを保つには外部からの働きかけも有効なため、お互いさまの精神で、周りの人に労いや励ましの言葉をかけてあげてください。

　クリステンセン氏は「マネジメントとは、正しく実践すれば最も尊い仕事のひとつ」であり、「人が学び、成長し、責任を担い、成果を認められ、チームの成功に貢献することを、これほど多くのやり方で手助けできる仕事はマネジメントの他にはない」と述べています。子供と同じように大人も、難しいことに取り組み、成功体験を得ることによって自尊心を築いていくといわれます。ぜひ私たちもマネジメントのココロを持ち、お互いに切磋琢磨していこうではありませんか。

どうやって戦略的に日々を過ごすか

　ハーバードで人気の科目であるポジティブサイコロジー（肯定心理学）。教鞭をとる心理学者のタル・ベン・シャハー氏によると、ポジティブサイコロジーとはその名のとおり、どうすれば幸福になれるかということを、精神論ではなく実験や統計などエビデンスから考察し研究するものです。シャハー氏は「金や名声ではなく幸福こそが人生で最も追求すべきものであり、どうすれば金が儲かるかではなく、どうすれば自分が幸福になるかを人生の価値や判断の基準にすべきだ」と述べています。

　これをMR人生にあてはめると、MRはインセンティブや昇格昇進ではなくMRの初心を追求すべきであり、どうすればボーナスが増えるか・所長になれるかではなく、どうすればドクターや患者さんに貢献できるか・自分の行動はその目標達成につながっているかを判断の基準にすべきだということでしょう。

　同じようにクリステンセン氏は人生の戦略について、「自分の時間と能力、そしてエネルギーをどう配分するかを決めるときには、人生の目的を中心に置くことが大切」と述べています。

何事でもナンバーワンが好きだったり競争好きで他人に勝ることをよしとしたりする人は、家族との親密で愛に満ちた関係が最も強く長続きする幸福の源にもかかわらず、無意識のうちに家族にあまり投資しなくなり、代わりにキャリアに投資しがちだといわれます。

私たちは誰でも愛すべき人や家族ができた時には「これが人生で一番大切なものだ」と感じ、惜しみなく自分の時間やマンパワーを投入しますが、残念ながら、時の経過とともにだんだんと他のことにエネルギーを費やしているのではないでしょうか。

MR職は医療の充実に欠かせない職業であり、働きがいは高いレベルにあると思います。そのうえで幸せな人生を送るためには、自分の仕事や人生を評価する「ものさし」を見つけ、最期の日に良い人生だったと満足できるよう、毎日を大切に生きる決意が必要になってくるのでしょう。

参照：ハーバードビジネスレビュー2011年3月号　「プロフェッショナル人生論」　クレイトン M. クリステンセン　ダイヤモンド社

第3章 活動のヒント

病院はどこにいくのか

　皆さんは病院経営者とどのような話をしていらっしゃるでしょうか。自社製品に関する情報伝達だけでは話が続きませんし、相手も興味が尽きてしまうでしょう。経営者が何を考え、どのような戦略を打っているかを知ることは、コミュニケーションを良くし、次の打ち手を考えるために必要不可欠です。

新体制への対応を
　過日より日本の人口減による生産人口の減少が予測されていますが、病院経営者にこの話をすると、医療機関の使命は働ける元気な高齢者のサポートだと返されます。周知のとおりわが国では生活習慣病の罹患者が増える一方ですが、なかでも糖尿病患者の増加は著しく、その治療薬の開発も盛んです。また、長寿による整形外科疾患も増えており、人工関節をはじめとする人工臓器の研究開発に邁進しています。おそらくこの両輪で今後も日本人の寿命は延びていくことでしょう。すると増えるのはがんの発症です。つまり中長期的に伸びる治療分野としては、がん治療、再生医療、放射線治療などが挙がってきます。フットワークの軽い病院は時代の流れに敏感で、今後伸びると予測されている分野へ経営資源のシフトを進めています。自社製品の開発状況と照らし合わせ、病院と中長期的にどのような関係を築いていくかを考えておいたほうがよいでしょう。

並行して病院の体制にも変化の兆しがみられます。従来、病院を拡大する際には分院など、本院と同様の診療設備や人員を備えた施設を設置していたところが多かったのですが、最近は本院プラスサテライトという体制が増えています。
　これは、本院では高額医療機器の配備、専門施設基準の取得、看護体制の充実（入院基本料の確保）、指導医の養成や雇用などに注力し、サテライトでは患者をスクリーニングするなど、役割分担を進めているということで、経営資源は本院に集約し、サテライトで機動力を発揮して地域と接点を持つ戦略です。これは一例ですが、製薬会社側も病院の新体制に応じた人員配置、例えば本院とサテライトは同じMRが担当するなどの体制を整える必要があります。

先進の成功例を知る

　とある地方の市民病院は、受け入れ患者数や手術件数で全国トップレベルの実績を上げ、創立以来50年間黒字を続けており、全国の公立病院の中でも希有な存在です。この病院は、医業で得られた適正な利潤を最大限投資し、レベルの高い良質の医療を地域に提供していくことを目指しており、その成功要因として大きく2つの点が挙げられます。
　まず、医療圏の中で急性期病院の機能がこの病院に集約されていること。つまり一カ所に集中投資しそれを地域で活用するという発想が早くから根付いていました。そして、地域の医療資源が適正に配分されることでムダが省かれ、高度な検査や診療が必要な外来は当院で行い、それ以外は診療所に任せるというWin-Winの関係を築いてきたことが成功につながっています。
　もちろんハードだけではなくソフト面での充実も欠かせず、患者さ

んはもとより医師や看護師などスタッフからも選ばれる病院でなければなりません。「患者さんに選ばれることも大切だが、医療従事者にいい病院だと評価してもらえないと優秀なスタッフが集まらない。ひいては適切な医療ができず患者さんのためにならない」とのお話を伺います。このロジックに気がついた病院はすでに布石を打っており、スタッフのやりがいや意欲を高めることにこだわり、最新の医療機器の整備と国内・国外留学や各種資格所得のサポートを進めるなど、職員にとって魅力ある職場づくり、成長できる環境づくりを行っています。

このような成功例は全国にたくさんあると思われますので、製薬会社や医薬品卸会社はベストプラクティスを共有し、改善を望む病院経営者の知恵袋になっていただきたいと思います。先の経営者の至言ですが、魅力的な病院になれば医療スタッフのレベルアップが図れ、ひいては患者さんのためになります。

また、病院はチーム医療の成熟をめざしてスタッフ向けの勉強会を積極的に行っており、それのサポートニーズは高まるいっぽうです。専門資格を持ったスタッフは多いが、そのスキルを十分生かしきれていないケースが散見され、パスの設計や改善など仕組み作りのお手伝いが求められています。

薬剤に関する懸念と期待

薬剤費の低減努力のためジェネリック医薬品の使用が増加している反面、病院では医療安全の体制づくりにてんてこ舞いになっています。もっとも問題視しているのが先発品から後発品に変える際、スタッフが薬剤名を覚えていないため確認の工程が増え、ミスのリスクが増えていることです。いきおい患者さんからの訴訟リスクも増え、その対

病院の将来にある問題は何なのかを探っていこう

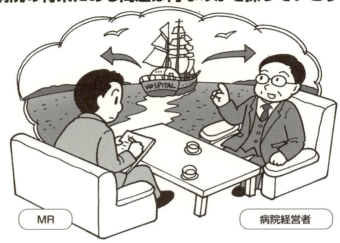

MR　　　病院経営者

策に時間を費やさざるを得ない状態で、ドクターのメンタルケアも心配の種になっています。

　先発品 1 剤につきジェネリックは何十種類もあります。初めて見る薬剤、電子カルテにも登録されていない、ドクターも看護師も患者さんも、誰もわからないケースが散見されています。たとえ院内ではジェネリックの採用数を制限していても、診療所から紹介されて来院した患者さんが未知の薬を持ってきて、そのたびに調べていたのでは手間がかかります。このように、ジェネリック薬に関しての情報が不十分のため、医療機関は労力を費やし、神経をすり減らしています。先発品メーカー MR や卸 MS の皆さんは、本来の役割からは逸脱するかもしれませんが、扱っている薬剤のジェネリック品の情報を持ち合わせていると、重宝されることは間違いありません。

第3章　活動のヒント

　病院経営者は「地域で必要不可欠な病院」になるべくヒト・モノに投資を続けています。今回ご紹介した内容は氷山の一角にすぎませんが、経営者との会話の中で病院が向いている方向や懸念を察知し、次のアクションを考えることが大切です。自社製品を軸とした競合他社製品やジェネリックなどの薬剤情報、多岐にわたる疾患知識はもちろん、医療情勢など周辺情報の習得も欠かせません。

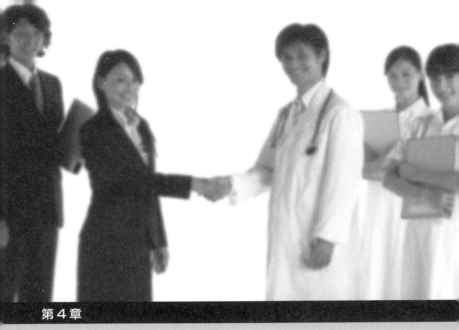

第4章

チーム力アップ

製薬企業の営業組織のトレンドは疾患領域担当制です。
ひとつの医療機関に複数の MR が訪問するため、
他の MR との情報共有はもちろんのこと、
チームとして協力して顧客に対応する必要性が高まりました。
また、複数の領域の MR と一緒に働くため、
領域間のコミュニケーションをどうやって良くしていくか、
異なる領域の若手をどう育成するかなどの課題も挙がっています。
本章ではどうやってチーム力を高めていくかを考えます。

第4章　チーム力アップ

能力開発は二人三脚で

　私たちの頭脳は学習すると成長していきますが、年を取るとチャレンジし続けてようやく現状維持になるそうです。新しいことを学び感動し続けることで脳が活性化し、学ぶのを止めたら衰退していくとのこと。

　そのためいくつになっても能力開発は欠かせないのですが、若い世代を中心に、何かあると「教えてもらっていないので、できません」と言い訳する人がいます。「ビジネスマンの能力開発は会社の責任ではなく自己責任だ」という意見も根強いのですが、今の時代は、「本人と会社の二人三脚で能力を高める」という考え方のほうがしっくりくるかもしれません。

　このほかにも会社や上司に対して「もっとしっかり社員を育ててほしい」とか「上司は指導力を身に着け、部下である自分を導いてほしい」などの声が聞こえてきます。確かに組織の成長を考えると、部下の育成は上司の重要課題であるはずです。上司は部下の仕事能力が上がれば自分の仕事を任せられ、部署全体の業績向上につながることを頭では分かっているのですが、現場では十分に育成の時間を取れません。今回は、どうしたらもっと効率よく部下の能力開発ができるのかを考えましょう。

　まずは環境整備が大切で、会社が、部下の能力開発は管理職の責務であると明示することからスタートです。管理職の評価項目に「部下

の育成」を入れることで説得力が増すでしょう。また、所課長はMRの育成が自分の仕事だと自覚することが必要です。個々人の能力アップを通じて組織の成果を底上げしようという風土は、育成を評価項目に入れることと管理職の気持ちで醸成できると思います。

次にMRとの面談では、組織の目標と所員の役割を示し、本人のキャリアプランや夢を傾聴します。会社の期待と本人の将来像がどれくらい乖離しているかを見極め、その差を埋めるために伸ばしたいスキルや能力を明確にすることが最初のステップです。

そして、どうやってスキルや能力を伸ばしていくかを話し合います。社内外の研修や自己学習などいろいろな方法がありますが、やはりもっとも効果的なのは実践で経験を積むことです。MRの力量に応じて少し背伸びしたチャレンジングな仕事を与えるなど、業務を育成に活用することが最適だと思います。これは、研修でドクター面会時のロールプレイをしても実際にドクターの前に出ると練習通りにいかないのと同じで、try and errorで体得することで、はじめて実戦で役立つ能力が身に着くのだと思います。

人は、自分が成長していることを実感できると嬉しく思い、強くモチベートされます。所長の皆さんはMRにこの「実感＝快感」を感じる機会を与えられるよう、いろいろな企画に参画させたり、自分が上手に介入したりして、部下の成長をサポートしてください。

強みを伸ばそう

ところで、そもそも自分の能力開発は誰がすべきでしょうか。会社でしょうか？自分でしょうか？その回答は立場によって異なると思いますが、自分の能力は自分の財産ですから、能力開発は自己責任で、会社や上司がサポートしてくれればラッキーという程度に割り切って

しまったほうが、精神衛生上よいと思います。

　能力開発には何よりも、自分で能力を高めようという意欲が欠かせません。どうしたらその意欲が出てくるか…動機は人によって危機感であったり、昇格・昇進だったりするのでしょう。上司は部下にいろいろな動機を与えて意欲の元を探し出し、それを当人に与え続けることで、部下の「努力しよう」という心が育まれると思います。もちろん個々人も、自分をやる気にする原動力が何かを知っておくことが必要でしょう。

　なお、30代も後半になれば、自らをブランディングする「セルフ・ブランディング」の考え方を持つことが大切です。自分はどのような人材になることをめざすのか、どうやって自分の存在価値を高めていくのか、そのためにどの強みを伸ばしていくのかを考えましょう。一般的に、ビジネスマンとして高めたほうが良い能力を大きく分類すると、次の三つになります。

　① 考える力（論理的思考力、問題解決力などのいわゆるコンセプチュアルスキル）
　② コミュニケーション力（プレゼンテーション、傾聴、説得、交渉など対人関係力）
　③ 専門知識、専門技術（MRの場合は製品知識やMR認定試験でカバーする領域）

製薬会社の営業担当者として一人前になるためにはこの三つのどれも不可欠ですが、能力開発をする際には、どの分類を伸ばすことを優先し、具体的にどのような打ち手を取るのか考えるようにすると、自他ともにわかりやすくなると思います。検討結果は上司と共有し、社内でチャレンジできる新しい業務や役割、プロジェクトへの参画の機会がないか、日々のMR活動の延長線上にチャンスがないか、社内

能力開発は上司と部下の二人三脚で！

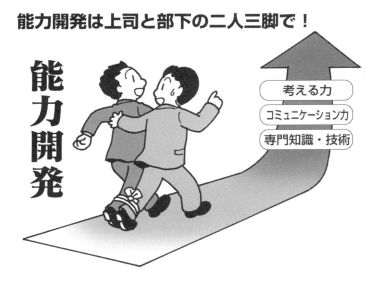

外の研修に参加させてもらえないかを交渉してみましょう。なお、能力を上げるには絶対に研修が必要とか、研修が最善の策ということはありません。もちろん、①の考える力、すなわち物事の本質を見極め問題解決するコンセプチュアルスキルを学ぶことは大切ですが、②のコミュニケーション力は、様々な業務を通じ社内外の人と切磋琢磨することで鍛えられるものです。実践が最良の教科書だと思います。

　ピーター・ドラッカー氏の至言に「人は自らが最も貢献できる場所に自らを置き、成長していかなければならないと」いうくだりがあり、そのために「自らの強みに集中し、さらに伸ばす努力」を勧めています。弱みを改善するのは辛く困難であるいっぽう、強みを伸ばすのは修練とはいえ有意義ではないでしょうか。

誰もが自らの未来予想図を描いて鍛錬を続けつつ、部下や後輩の能力開発は自分の仕事のうちと考えるようにすれば、自然に組織全員が成長していけると思います。自分が変わればまわりも変わることを信じ、まずは私たちから意識を変えてまいりましょう。

第4章 チーム力アップ

会議をカイゼンしよう

 とかくMRは会議で時間を取られ、外勤時間が減ることを嫌がります。もちろんMRも会議が不要だと言っているわけではありません。忙しい合間を縫って捻出した貴重な時間だからこそ、有益な時間にしたいという気持ちの裏返しです。月初の内勤日だから…とか、研修のついでに…など、皆さんの営業所の会議は漫然と行われていないでしょうか。今回は、会議を営業所メンバーにとって有益な場にして、生産性を上げるにはどうすればいいのかを考えます。

 概して営業所長は、① MRに情報や指示を伝えるため、②メンバー同志の状況を共有し目線合わせをするため、そして③意見収集や問題解決の場として会議を活用します。いっぽうMRは、営業所会議について以下のような意見を持っています：

・会議は短時間にしてほしい
・メールで既報の案件の共有は、最低限に絞ってほしい
・メンバーの現状共有は、あまり自分たちの役に立たない
・自分たちに意見を求めるなら、聞きっぱなしではなく、その後どうなったかフィードバックしてほしい…等々。

 これらの溝を埋められれば、メンバーの満足度と会議の生産性は上がるはずです。

 さて、先に挙げたように営業所の会議の目的は大きく３つに分けられます：

①連絡事項や指示の伝達
②各人の状況共有
③案件に対する意見収集や問題解決

このうち①は、集まってもらったメンバーから意見を聞くわけではないので、所長含め全員がメールを確実に読む約束にしておけば、会議で時間を取る必要は無くなるでしょう。質問もメールで行えば記録が残りますし、何よりも次の会議を待たずタイムリーに共有することができます。もちろん、メールで伝わりにくい話は face to face での対話が欠かせませんが、その量を最低限にすれば会議の時間を浮かすことができるはずです。

②の状況共有も、紙やメールで代替できるものが多いと思います。むしろ、会議の日まで共有を待つことで情報の鮮度が落ちるほうがマイナスではないでしょうか。また、所長が各 MR の現状を知り、互

会議は若手育成の好機でもあります

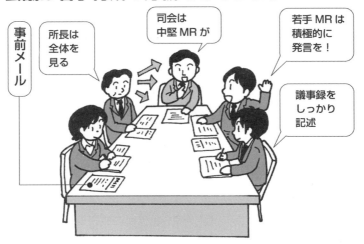

いに切磋琢磨させたくてひとりずつ現状報告をさせることがあります。その報告がほかの MR の役に立つ話ならばいいのですが、現実はなかなかそう上手くいかず、所長を前にしたスタンドプレー合戦になりがちです。所長が良かれと思って設けたベストプラクティス共有の機会も、自慢大会になってしまっては MR にとって有益ではありません。各人の状況把握は個別に行い、全員のメリットになる話題を選んで会議で共有するなどメリハリをつけましょう。

　③の意見収集や問題解決こそ、会議で取り上げるべき議題です。賛否を取る必要があるものやブレインストーミングなど、お互いに顔を見ながら話したほうが良い案件は、face to face で行ったほうが効果的です。各 MR が日々の活動の中で困っていることを俎上に載せ、それぞれの経験からアドバイスし合ったり解決策を一緒に考えたりすることこそ、MR が会議で得られるメリットです。MR が会議でメリットを感じることができれば、参加意欲が増し、より有意義な会議になるという正のスパイラルが動き出します。

有意義にするための TIPS

　さて、会議の目的を達成するために必要十分な時間を確保したいものですが、なかなか時間を取れない現状では、議事進行を改善するしかありません。会議の内容をゼロベースで見直し、終日の会議は半日に、2 時間は 1 時間への半減をめざすような、思い切ったリストラクチャリングにチャレンジしてみてください。また、会議時間短縮のためには発言時の工夫も欠かせません。MR の皆さんならば、顧客と面会している場面をイメージし、ドクターにプレゼンテーションするときと同様、発言は簡潔に、結論を先に述べ、枝葉末節にならないよう心がけましょう。

会議の場をプレゼンテーション力アップの機会と見なし、場の流れに応じて的確な発言をすることに気を付けていれば、確実に力がつき、日ごろのMR活動にも役立ちます。若い方ほど前向きに、会議の有効活用をお勧めします。

　なお、営業所の会議は所長が司会としてリードするのが自然かもしれませんが、所長が司会だとMRは評価や反論を恐れて発言しにくいかもしれません。この場合の対策は中堅MRが司会の役割を買って出ることです。司会が中堅MRであれば、若手は年齢が近いので、また、ベテランは司会が年下になるので発言しやすくなるでしょう。手が空く所長は、全体を見て的確なコメントを挟むことができるので一石二鳥です。

　司会業務は自己成長の良い機会ですから、若手の方はぜひ手を挙げましょう。いずれ管理職となり組織をリードするときに、うまく議事進行できれば組織運営がしやすくなるので、練習しておく価値があります。若手育成のために司会をローテーションにしてもいいと思います。

　そして会議に欠かせないのが議事録です。議事録があればメモを取り損ねてもあとで思い出すことができます。議事録はたいてい年少者が取ることになりますが、一生懸命に書いても誰も読まないから…なんて投げやりにならず、自己成長の機会として前向きに受け止めていただきたいと思います。MRの日常においてビジネス文書を書く機会はそれほど多くありません。ビジネス文書は経験を積めば誰でも上手になりますので、若手の皆さんは、自分が中堅やベテランになった時に恥をかかないよう練習しましょう。所長の皆さんは、MRが書いた議事録を添削していただきたいと思います。議事録をとる際には、箇条書きにすること、細かなことではなく大きな視点で書くこと、項目

ごとに分類すること、日時や金額など数字を間違えないように気を付ければわかりやすくなると思います。

　会議を充実させるには、「事前メール」と「face to face ディスカッション」の的確な使い分けが効果的で、参加者が「会議を有意義なものにしよう」というハートを持ち寄ることが欠かせません。また、会議を若手の成長の場として活用できれば、より有益な機会になると思います。

第4章 チーム力アップ

男女の違いを知って生かそう

　人間関係にはたくさんのストレスがありますが、性差に由来する男女お互いの理解不足もそのひとつと言えるでしょう。そもそも性別によって脳の仕組みが異なるので、異性を理解できないのは当然かもしれません。しかし物事を進める際、同じタイプの頭脳を並べても、発想の幅や判断の正しさに限界があります。男女それぞれが優れている能力を持ち寄ったほうが、さまざまな場面でより良い結果が望めるに違いありません。そこで今回は、男女の違いがどこから生じるのかを知り、どうすればお互いがより快適に接することができるのかを考えてみたいと思います。

　まず脳の違いを見てみましょう。女性は全体を把握する能力に優れ、男性は一点集中力に長けているといわれます。右脳と左脳は脳梁という橋のようなもので結ばれていますが、女性脳はこの脳梁が多く、右脳と左脳をうまく交通できるのが特徴です。例えばものを見るとき、左右いずれかの脳が働く男性は一点集中で見るのですが、女性は左右両方の脳が働くので、男性より広い視野で見ることができます。

　男女の脳の違いは、それぞれの生き方にも関係するのではないかと考えられています。もちろん一概にはいえませんが、一点に集中する男性は、例えるなら「ルールに則ったフィールドで、ゲーム感覚で勝負を競う」生き方。他社との競争や社内のインセンティブキャンペーンに熱心なのは、男性脳の影響と言えるかもしれません。他方、全体

を把握する能力が秀でている女性は「何が起こってもおかしくない厳しい状況下で真剣勝負をする」生き方。ジャンヌダルクやナイチンゲールなどはまさにその象徴でしょう。また、女性と男性の決定的な違いである「出産」は、女性に男性よりも高い危機管理能力を備えさせたといわれます。絶望的な危機からの立ち直りが早いのは、女性脳の力と言えるのかもしれません。

　そのほかに、男性が優れている分野としては、数学力（計算力）、空間認知力（方向感覚。頭の中で物体を動かせたり展開図を創れたりする）があります。そして女性は言語能力（口が達者、外国語の習得に優れる）、共感する力・協力する力（女性同士は初対面の垣根が低い、井戸端会議）、アイデア発想力（視野が広いのでいろいろなものを組み合わせることが得意）などの点で優れていると言われます。また、女性ならではの特徴の１つとして「細やかな配慮」があり、総じて女性は他人の変化に敏感に気づくことができます。いつもより笑顔が少ない人に「どうしましたか？」と自然に声をかけられるし、場の空気を読める人が多い。このような「気づき」は女性の方が得意だと思います。感性が鋭い分、顧客の複雑なニーズに対しても細やかに気配りできるし、相手の感情を察する能力も高いと言われます。

女性と接する際には

　それでは、どうすれば男性と女性が融合し、充実した仕事を成し遂げることができるでしょうか。男性・女性と紋切り型にとらえてはいけませんが、より円滑に業務を進めるためには、まず男女で違いがあることを知り、そしてお互いを理解したうえで相手をリスペクトすることが大切だと思います。また、会話のしかた、話の伝え方も、相手の性別に応じて変えたほうが効果的でしょう。男性にはより簡潔に、

異性のそれぞれの優れた能力を互いに生かそう

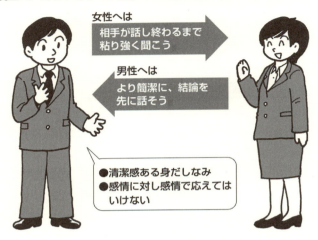

結論を先に話すと伝わりやすく、女性ならとことん話を聞き、思いをきちんと受け止めるようにすると相手の納得度が高まります。そして性別関係なく大切にすべきものは思いやりです。さて、読者の皆さんはおそらく男性が多いと思いますので、女性と接する際に気を付けたい姿勢を3つ提示します：

①話を最後まで粘り強く聴く

　傾聴という姿勢を保つのはほんとうに難しいことですが、相手が女性のときこそ傾聴が功を奏します。女性は男性よりも感情や気持ちに敏感なため、話をするときには「考えを伝えたい」というより「気持ちを伝えたい」という心理状態になっています。そのため女性は話の腰を折られると、男性以上に不満を感じると言われます。女性と話を

するときには相手が話し終わるまで、身を入れて聞き続ける心がけが大切になります。

②清潔感ある身だしなみを

女性は美しさへの感受性が高く、醜さへの嫌悪感も強く持っています。美しさを感じるときには脳が喜んでいる、リラックスしている状態で、醜さを感じると脳が緊張状態になります。ですから、相手から生理的に受け付けられなくなると、良好なコミュニケーションがとれなくなります。着ているスーツやシャツに食べ物のシミや汚れがついていないか、髪の毛にはフケが無いか、爪は清潔に整えられているか、体臭や口臭、香水はきつくないかなど、相手に不快だと感じられないよう身だしなみに気を配りたいものです。社内で受け入れられれば、外で顧客に会うのも安心ですから一石二鳥です。

③感情には感情で応じない

営業現場では男性所長と女性 MR という図が大半でしょうが、女性所長と男性 MR という組み合わせもあります。女性所長の部下である男性 MR から「上司がヒステリーを起こすとどう応じたらいいのかわからない」という声を聞きます。近年は男性でも感情的になる人がいますので、これは男女共通の悩みになるのかもしれませんが、感情的になって攻撃してきた相手に対しては、たとえ自分に非が無くても、相手の怒りが収まるまで耐え、嵐が過ぎるのを待つのが正解です。

　この世に存在する男性・女性というふたつの性。男女それぞれに得意分野があるため、女性だけ、男性だけでは最善の結果を出すことは

できないと考えるのが普通でしょう。この考え方に納得できれば自然に異性を尊敬できると思います。ビジネスの目標は明確なため、社員は男女の区別なく協働するのが当然です。しかし現実にはなかなかそう簡単に割り切れず、男性も女性も意思疎通の難しさに悩んでいます。ここはひとつ大局観と思いやりの心を持ち、男女それぞれの能力を掛け合わせてより良い結果を出そうという気概が欲しいところです。

第4章 チーム力アップ

キーワードは「つなげる」

　MRの存在意義が問われて久しい今日ですが、人が介在するメリットはやはりコミュニケーションの充実です。どんなにITが進化しても、SNSやeメールよりもface to faceのほうが相手に話が伝わりやすいのは、皆さんも日々痛感していらっしゃることと思います。そこで皆さんにご提案したいのが、人と人とをつなげる新しい役割です。今回は「つなげる」をキーワードにドクターの声をご紹介しますので、それぞれのニーズを満たすにはどうすればいいのかを考えてまいりましょう。

人をつなげる

　ドクター同士の人脈は既に完成されていると思い込んでいませんか。確かに診療所のドクターは年配の方が多く、かつて病院勤めをしていたころの人脈を生かして病診連携を行っており、新たにドクターと知り合う必要はないかもしれません。

　診療所のドクターは自分の患者のためにベストな治療を希求し、紹介先病院のドクターの顔を思い浮かべながら紹介状を書いています。時にはまれな疾病に遭遇し、どの病院のどのドクターに紹介すればいいのか迷うこともあるようで、そのようなリスクを避けるために幅広く専門医を知っておきたいと考えているようです。紹介時にはたくさんの症例を診ている病院やドクターに依頼したい気持ちが強く、自分

の患者の紹介先として頼れる病院やドクターを複数持っておきたいというニーズがあります。

　また、最近は患者と連携先のドクターとの相性まで考慮に入れる必要が出てきています。たとえば患者は病院のドクターとの相性が良くないと自発的に診療所に戻ってきてしまうこともあるようで、診療所ドクターは事前に病院ドクターの人となりや患者さんに対する姿勢など、ソフト面まで知っておきたいと思っています。

　いっぽう、送られる側である病院のドクターは、連携先の診療所のドクターの本音を知りたいと思っています。患者を送り返した感想や患者の予後はどうかなど、知りたいことがたくさんあるとのこと。診療所のドクターからは「もっとしっかり入院させてほしかった」「(自分では診きれないので自院に)返さなくていいのに」などいろいろな「ホンネ」があるようですが、なかなか直接話してはくれず、もどかしさを感じているようです。病院のドクターも診療所のドクターに気を遣っているのです。

　地域医療連携においては病院主催の院内ツアーや勉強会、製薬会社主催の情報交換会などが行われていますが、「名前は知っているが会ったことのないドクターとの接点が欲しい」という声が表しているように、まだまだ改善の余地があります。双方のドクターを訪問しているMRならではこそ、お互いをつなげる機会や情報提供ができるのではないでしょうか。

意志をつなげる

　日々たくさんの患者を診ているドクターは、病気の予防にも尽力しています。そのため院内ではもちろんのこと一般市民への啓蒙活動にも熱心です。他方、新聞社とりわけ地方紙も、市民に健康に関する情

第4章 チーム力アップ

MRが人と人、情報と情報をつなげることで互いのニーズを満たしていこう

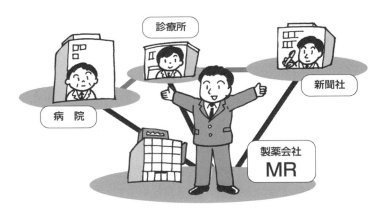

報を伝えたいという強い使命感を持っています。この2者のニーズが合致すると市民向け健康講座開催の可能性が開けてきます。この講座は県単位のものは多いのですが市区郡単位の企画が少なく、製薬会社がサポートできる余地が残っています。なお、100名200名のような大規模な講座よりも、もっと小単位で行いたいというドクターの希望があります。

　また、病診連携の会は充実してきたとはいえまだ不十分です。それは、出席してもらいたい、顔を合わせたいドクターに限って多忙のためなかなか参加できず、対話の機会に恵まれていないからです。医師会幹部のドクターが、注力していることとして病院と診療所ドクターの顔つなぎを掲げていることからも明らかです。また、ドクターのみならず最近はコメディカルも、チーム医療のメンバーとして連携の輪

に入る必要が出てきています。

　先に述べた市民向け講座も、複数のドクターと協力して行うとWin-Winが広がります。つまりドクターと新聞社と製薬会社がそれぞれの得意分野を生かして社会に貢献することができるのです。市民の健康管理に欠かせない食事療法や運動療法の広告を考えると、他の団体とも協働することができるかもしれません。いずれにせよ同じ志を持つ人たちをつなげる触媒になれるのは、ドクターをくまなく訪問して情報を集め持っている製薬会社/MRだと思います。

場をつなげる

　診療所に多いのですが、自院で自主的に症例を集めてデータを分析している研究熱心なドクターは、自分の研究成果を多くのドクターに伝え、診療に役立ててもらうために発表の場を求めています。いっぽう、特定の症例をたくさん持ち、造詣の深いオピニオンリーダーの話を聞きたいと思っているドクターやコメディカルは多く、ここにMRが介在してつなげてあげられる余地があります。多いドクターは千人単位で特定疾患患者を抱えており、製薬会社がパンフレットに掲載する臨床試験よりも多人数で研究を進めていることも珍しくありません。このようなオピニオンリーダーの講演は、実地診療に役立つ話を期待しているドクターやコメディカルにとって非常に興味深い話であり、つなげることで話したい側、聞きたい側双方に満足していただけると思います。

　なお、上述したオピニオンリーダーは、他施設のドクターの研究や活動についての情報を欲しています。たとえば同クラスで複数の薬剤の効果と安全性を比較検討しているドクターは、全国に点在する自分のようなドクターの自主研究の結果がどうなっているのかを知りた

がっています。

　臨床の場にはこのようなニーズがありますので、製薬会社には、全国のドクターの自験例を集めてエビデンスに仕立ててフィードバックするとか、シンポジウムを企画して発表と聴講の場を設けるなど、実地医療に貢献できる新たな企画を生み出すことが求められます。

　ここまで読み進まれてお気づきだと思いますが、上述したドクターのニーズの根底に流れているものはどれも、患者さんを治してあげたいという熱い心です。全国展開している製薬会社だからこそできる、ドクター方の「心」をつなげることができれば、それは本望ではないでしょうか。

第4章　チーム力アップ

悩みを聞いて、自立性を育む

　営業現場ではメンタリングやコーチングが盛んですが、皆さんはどのように部下や後輩の悩みや愚痴を受け止めていらっしゃるでしょうか。なだめたりすかしたり、或いは突き放したり…昔は赤ちょうちんで一杯やれば翌日にはケロッとしたかもしれませんが、いまの複雑な世の中ではそんなに簡単にはいかないもの。そこで今回は、部下や後輩の話を聞き、元気にするためのコツを考えます。

・まずは場所から
　皆さんは部下や後輩の話を聞くとき、どこで聞いていらっしゃいますか？「褒めるときはみんなの前で、叱るときはふたりきりで」がセオリーですが、ご自身のデスク、会議室、社外など、話の案件によって場所を選ばれていらっしゃると思います。また、近年はオフィスの会議室にも工夫を凝らしている会社が増えています。例えば日本オラクル社は色の効果を活用し「赤の部屋」と「青の部屋」を設けています。赤色は気分を高揚させるので、誰でも分け隔てなく自由に意見を発することが必要な時に、青色は精神を鎮静させるので、慎重かつ冷静に話し合う必要がある時に使われるそうです。話をするときの場所の効果は大きいので、相手の性格を鑑み複数の選択肢を準備しておくとよいでしょう。

第4章 チーム力アップ

・どこに座ればいいか

　場所と同じくらい重要なのが座る位置です。皆さんは部下や後輩と会議室に入り、そこにテーブルと椅子が4脚あるとき、どのように座っていらっしゃいますか？真向かい、はす向かい、L字型、隣のどれでしょうか。研究では真向かい＜はす向かい＜L字型＜隣の順で親密度が上がることがわかっています。交渉や叱責、説得のときには真向かいで、悩みの相談は隣で聞くなど、状況に応じて座る位置を変えてみてはいかがでしょうか。このうちL字型は距離が近くて親近感があり、かつ互いに視線をそらすことができるため、さまざまなケースに対応できます。隣に座るときには親密感が圧迫感に変わっていないか、注意が必要なのは言うまでもありません。

・ひたすら傾聴を

　誰でも自分のことを聞いてもらいたいもの。皆さんも、相手がウンウンと頷きながら、ときに合いの手を入れてくれながら話を聞いてくれたら嬉しく感じると思います。他人の悩みや相談事は、聞いていて面白い話題ではないかもしれません。油断すると聞き続けられず、途中で話の腰を折ったり説教を始めたりしがちです。傾聴はたいへん難しいことを自覚し、気合を入れて聞きましょう。

　ところで部下や後輩は皆さんに愚痴をこぼしてくれますか？私たちはある程度の関係ができていないと愚痴をこぼさないものです。社内でガス抜きできない社員は外で発散するのでしょうが、発散先が顧客や競合他社だとしたら一大事です。普段からの関係作りに加えて大切なのは声掛けです。「大丈夫？たいへんじゃない？」などの投げかけで相手の愚痴を引き出せることがあります。愚痴を聞く時も、まずはひたすら話を聞くことが大切です。相手が満足するまで話し終わって

から、自分が話をするようにしましょう。

・自分の新人時代を語ろう

　そう言われても今とは時代が違うし、若い人は昔話なんて聞きたくないだろうと思われる方が多いでしょう。確かに自慢話を延々と聞かされるのは楽しくありません。そうではなく、若いころに失敗したことと、それをどうやって克服したか、どうすれば失敗しなかったと思うかなどの話は、失敗を恐れる若者たちには貴重な参考事例となります。

　自己開示するのは恥ずかしいとか、威厳を保てなくなるかもしれないなどと恐れることはありません。若者の間では、失敗談を語れる人はカッコイイのです。逆境を克服したときに得られた経験を赤裸々に話すことで、この人は弱みを見せてくれた＝信頼できると思われるのです。年長者は部下や後輩の悩みを受け止めようという気持ちを持ち、若者側も勇気を出して話を聞いてもらうよう、アプローチしてみてください。

・答えを言わない

　さて、十分に話を聞いたらどのように対応してあげればよいでしょうか。ここであえて「なにもしない」ことも一策です。具体的な解決策を与えず若者の自立を促すのです。平成生まれの若者は、周りから与えられたものに囲まれて生きてきました。衣食住はじめ欲しいもの、とくに欲しいと思っていないものまで潤沢に与えられて育ってきた人が多いと思います。いわゆる受け身の環境に置かれてきたため、自分で考え突破していく力が弱いのかもしれません。

　そこで、悩みを聞いてあげる場と、先人の経験と知恵を聞く機会を

与えるところまでに世話を留め、悩みの解消方法や何を学ぶのかは本人に任せたほうがいいと思います。若手社員の自立性を育むことはどの企業でも課題になっていますが、自立性は現状への疑問や不満・悩みから生まれます。「どうして」「これはおかしい」「どうすればいいだろう」などの気持ちがあれば自然と「こうすればいいのに」「こうしてみたい」という改善欲が湧きあがります。その欲求を「こうしてみよう」という行動に移せるよう、背中を押してあげることが私たち年長者のできることだと思います。答えを示さず、自分で考え歩き出すきっかけを作ることが、当人たちの成長に繋がるのです。

・フィールドでマインドチェンジを
新卒 MR は研修を終えフィールドに配属されてからが本当のスター

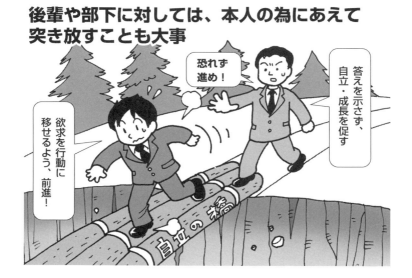

トです。それまでの座学研修は学生時代の授業と変わりません。若者ほど成長意欲が高いのはいつの時代も同じこと。それならばフィールドに配属となった時こそ、社会人の学びの場は教室やテキストの中にあるのではなく、日々の仕事や仕事を通じた人とのかかわりの中にあることを納得してもらうよう、働きかけていただきたいと思います。そうすれば、多くの若者がもつ「会社は自分を成長させて欲しい」「研修がないので成長できない」という、他力本願的な考え方を矯正できるでしょう。

　与えられる環境にどっぷりと漬かってきた、若者の意識を変えるのは難しくて当然です。悩みや愚痴は成長への初めの一歩。年長者の皆さんは、まずはじっくりと話を聞いてあげてください。相手は答えを求めるかもしれませんが、そこはぐっと我慢して本人に考えさせることで、自立・成長を促すことができるでしょう。

第4章 チーム力アップ

平成世代とのかかわり方

　平成生まれの大卒ビジネスマンが社会に進出し始めました。バブル崩壊後の日本で２０年余りを過ごしてきた平成世代は、どのような価値観を持ち、何を目指しているのでしょうか。社会の先輩として私たちは何に気を留め、彼女/彼らと接すればいいのでしょう。今回は平成世代の背景を知り、上手なかかわり方を考えてみたいと思います。

いわゆるネット世代
　平成世代は別名ネット世代とも呼ばれます。幼いころからパソコンやケータイに慣れ親しんでおり、ブログやツイッター、SNSを通じて自己発信し、他人からの反応を期待する傾向があります。また、自分が発言することに抵抗がないため、プレゼンテーション力は高いほうです。ネットからリアル社会への繋がりもスムースで、ネット上で知り合った人と実際に会うことも自然に行っています。一方で、ネットの弊害かもしれませんが、価値観の合う仲間としか交流せず、人間関係構築においてあきらめやすい一面もあります。
　また、SNSの盛況の裏には、仲間か・そうでないかを線引きするネット世代の習性があります。ネット上では、自分と合わない人と無理して付き合う必要はなく、クリックひとつで「友達」から外すことができます。余談ですが、就職試験のグループ面接では、ネット社会とは異なるリアル社会での生き方、すなわち和を乱さないように気を遣い

あうという、世代特有の姿が垣間見られます。

→　同期など横の連携は強く、放っておいても心配ありませんが、社内での縦の繋がりは意識してフォローしてあげることが必要でしょう。営業所では所長はもちろん、先輩社員が中心となってチームビルディングをすることが大切です。MRの仕事はともするとひとりぼっちになりやすいため、平成世代が自然に営業所メンバーと交わるような仕組みづくりが大切です。営業所内で製品担当チームを結成して、製品の勉強会をリードしてもらってもよいですし、社内報の特派員として営業所や支店のニュースを本社広報部に伝えるなど、本社との繋がりを持たせてもよいでしょう。

　また、組織の中で自分の意見を発言する機会を設けることも大切です。社内で発信の機会が無くストレスがたまり、公衆のSNSで社外秘をつぶやかれては困ります。製薬会社の中には社員用SNSや掲示板をつくり、社員同士で発信できるようにしているところもあります。営業所の会議では人数が多いため、なかなか発言の機会が回ってこないかも知れませんが、所長同行の機会には、思う存分話を聞いてあげてください。同行時はMRを指導することも大切ですが、平成世代の考えを聞く機会にもなります。若い感覚での指摘は意外と改善のヒントになるものです。

　価値観の合う仲間としか交流してこなかったネット世代を多様性に富んだ営業所で生かすには、受け止める側である先輩方のサポートが必要です。手間はかかりますが、彼女／彼らの強みを生かし、支える気持ちをもって接すれば、組織の戦力として伸び伸びと活躍してくれるはずです。

社会貢献活動に高感度

　自分の成長ややりがいを求めて働く平成世代は、社会貢献活動にも感度が高く、ボランティアやNPOを羨望の眼差しで見つめます。自社の社会貢献活動に誇りを感じ、モチベーションを上げ、自分も積極的に参加する傾向があります。会社以外の場所でも社会と関わりを持っていたいという欲求が働く意欲や生きがいに繋がっており、社会貢献は金銭よりも強い動機づけの要因となっています。

→　皆さんは所属している会社の社会貢献活動について十分に認知しているでしょうか。会社によっては冊子や社内報を通じて社員に伝えていますが、社員の声を聞くと、よく知らない人の割合が多いように感じます。製薬会社は生命関連企業として多種多様な社会貢献活動をしており、平成世代もその活動に共感して入社してくるように感じます。

　そこで、社会貢献に感度良好な世代に対しては、彼女/彼らが行っている社外活動に共感し、理解に努めることからはじめましょう。就業時間後や週末にボランティア活動をしている社員にとって、会社の仕事を通じた貢献と、社外での貢献は同じくらい大切です。仕事一筋で生きてきた世代には理解しづらいかもしれませんが、社会に役立つことを実感することで自分の存在意義を見いだす平成世代の心情を知り、社外活動が本業にもプラスになることを期待し応援しましょう。

安全第一がモットー

　経済成長が右肩上がりの時代、ビジネスマンは安定志向が本流でした。終身雇用の波に乗れば誰でも大過なく勤め上げることができたものです。しかしながら近年は、定職を確保するという「身の安全」を最優先にせざるを得ない時代になりつつあります。いきおい平成世代は、現在所属している職場でいかにスキルを磨き、生き残っていける

世代の違う「宇宙人」のような若者たち…
それを当然と受け止め、笑顔で接していこう

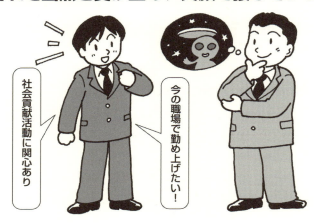

かを考えるようになりました。ステップアップのために転職する意向は弱まり、同じ会社で勤め上げたい気持ちが強まっています。平成世代は長期にわたる雇用の安定を希求しています。

→　自らのスキルアップに関心が強い世代ですので、この会社で働くとどのようなスキルが身につくかを伝え、理解してもらうことが効果的です。スキルアップには特別な研修が必須ということはありません。まずは日々の業務が最適な修練の場だということをわかってもらいましょう。その際、例えば医師の勉強会を企画するとプロジェクトマネジメントスキルやスケジュールマネジメント力が身につくというように、具体的なメリットを伝えることが大切です。この世代は会社へのロイヤリティが高いので、長期的な視点で研修計画を立てるのが効果的です。

第4章　チーム力アップ

　職場の永遠の話題である「最近の若者」ですが、若者とのコミュニケーションは相手のことを慮ることからスタートです。彼女/彼らが育ってきた環境やその間に起こった出来事を知れば、適当な接し方が見えてきます。ぜひ平成世代に興味を持ち、積極的に話しかけてみてください。きっと喜んで応えてくれるはずです。

第4章 チーム力アップ

パワーランチのススメ

　古今東西、同じ釜の飯を食うことで人々は仲を取り持ってきました。製薬業界では医師を接待してコンタクトを強くし、自社製品の処方を増やしてもらう時代もありました。

　現在、接待はできなくなりましたが、医薬情報活動すなわち医薬品の品質・有効性・安全性等に関する通常の情報提供・収集・伝達活動に伴う飲食は可能です。つまり飲食が目的ではなく、ふさわしい内容と場所であれば、医師と食事はできるのです。

　ところで、ビジネスマンにとって食事は自己投資の一つです。食事と健康は直結していますし、健康でないと十分に能力を発揮できません。また、糖尿病に罹患しているMRが糖尿病薬を宣伝したり、喫煙しているMRが禁煙補助剤を紹介したりするのは、なんとなく滑稽です。MRこそ健康であるべきで、そのために大切な食事の機会を医師と取れれば一石二鳥ではないでしょうか。

　今回お勧めする「パワーランチ」の起源はシリコンバレーと言われていますが、いまはもっと広い意味でとらえられており、ランチタイムにおこなうビジネスミーティング全般のことを指します。このパワーランチの魅力は、食事をしながら仕事をするため効率良く時間を使えるだけではありません。食事を通じてお互いの距離を縮められることがメリットです。

医師や薬剤師とランチを

　医師が昼食をとる暇もないくらい忙しいのには頭が下がります。患者さんに食事指導をしているのに自身は食事を抜いてしまうことも多々あり、まさに「医者の不養生」です。一方 MR も昼の時間帯が宣伝活動のゴールデンタイムなので、懸命に訪問しているといつのまにか夕方になり、昼食を抜いたまま次のゴールデンタイムに突入していきます。

　つまり医師と MR は、食事の重要性は理解しているが、その時間が取れない「昼食難民」同士であるともいえるでしょう。例えば午前診後に MR との面談時間を割いている医師の場合、3〜4人の MR と会えばあっという間に 30 分は経つでしょう。医師は昼食時間を削って MR と面会しているのですが、ここで食事と面会を同時に行えればより効率的です。

　そこでご提案したいのが医師とのパワーランチです。この際工夫が必要なのは、医師のメリットをつくることです。医師の腰を上げるには、MR と食事をすることで得られるプラスアルファが無ければなりません。皆さんのターゲット医師は何を欲しているでしょうか。薬剤に関する最新の情報でしょうか、周辺疾患の情報でしょうか、はてまた、午後の診療を全力で行うためのリフレッシュのひと時でしょうか。

　ランチでは患者さんへの食事指導に役立つメニューを選ぶのも名案です。医師に伺うと、食事指導は看護師や栄養士に任せることが多く、実際に自分が指導に沿った食事をとる機会は少ないようです。そうすると、食事制限のある方でも食べられるメニューを選べば医師の収穫になるでしょうか。施設に栄養士がいらっしゃれば同席していただいてもいいでしょう。良い機会なので喜ばれると思います。

　この時注意したいのは、医療機関内への弁当持参や出前による、医

食事は百薬の長
コミュニケーションアップの場として
積極的に利用しよう

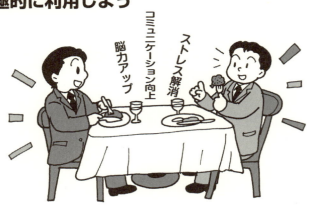

療従事者と1対1での食事が禁止されていることです。先方が2～3人であれば弁当持参が可能の場合もありますが、必ず事前に公取協へご確認ください。

　また、世にあふれる「身体にいい食事」を検証するプランはいかがでしょう。いわゆるアンチエイジングランチを食し、医師の視点でコメントをいただいても面白いですし、日常診療にお役立ていただけるのではないでしょうか。医師が医療情報を得つつ食事もとれるよう、一石二鳥を目指し、MR活動の中に医療情報の提供・収集・伝達活動に伴う飲食をとりいれるのは一計です。

　さらに、医師だけでなく薬剤師にもこのプランを適用することができるでしょう。薬剤師とのコミュニケーションが重要なのはいうまでもありませんが、一方で、どうやってコミュニケーションをとればい

いのかわからないという声も聞こえてきます。薬剤師も日々患者さんと接しており、食事療法の知識は有益なので有意義に感じていただけると思います。

　説明会の依頼はできても、1対1でランチなんてと二の足を踏む方がいらっしゃるかもしれません。お酒の入らない席ではどのような話題がいいのか、話が続くか心配になるかもしれませんが、自社製品についての話題を中心に、お互いの有意義な午後に繋がるよう、楽しい時間にするように心がけられてはいかがでしょうか。

何を食べるかとは、どう生きるかということ

　パワーランチは珍しくなくなりましたが、それは食事の役割が単に空腹を満たすだけではないからだと思います。食事は、栄養補給のためはもちろん、ダイエットやストレス解消、コミュニケーション向上、はてまた脳力アップにも繋がります。和洋中その他さまざまな選択肢の中でどれを選ぶか、美味しさと栄養のバランスをどう取るか、いかにランチタイムを有効に使うかなどは判断の連続であり、仕事に役立つ脳トレにもなるでしょう。

　仕事で忙しいからと食事を軽視することは、上述したメリットを捨てていることと同じです。確かにMRの皆さんは、ひとりでも多くの医療従事者に情報を伝えるという目標を追い求めると、食事の時間も惜しくなるでしょう。情熱に溢れたMR活動をすればするほど、食事の時間がもったいなく感じるものですが、空腹で活力が減少している状態で医師や薬剤師と面会しても、最善のプレゼンテーションができないかもしれません。面会の機会が希少となったいま、貴重なチャンスをものにするために万全の態勢で臨みたいものです。

パナソニック創業者である松下幸之助氏の著書「社員心得帖」の中には、「健康管理も仕事のうち」という章があり、いかに優れた才能があっても、健康を損ねてしまっては十分な仕事もできず、その才能も生かされないと述べています。

　食事は自己投資です。食事の機会を大切にして健康を保つことで、より長期間、より充実した仕事ができます。食事の時間を節約することで得られるものと、長期的なリターンを天秤にかければ、どちらを優先すべきか、おのずと答えが出るはずです。

第4章　チーム力アップ

メンバーの能力を引き上げるには

　トップが変わると組織が変わるのはスポーツも会社も同じです。野球やサッカーが身近な例でしょう。チームメンバーは同じなのに、監督が変わるとチームが活性化したりその逆になったりしますね。

　スポーツでの監督は製薬会社でいえば営業所長であり、スポーツ選手は営業所の戦略に基づいて成果を出すMRと言い換えられるでしょうか。スポーツと会社は戦うフィールドこそ異なりますが、共通する部分が多いと思います。共通して重要なことのひとつ、メンバーの能力を最大化する方法について考えます。

リーダーが、リードする

　チームの総合力を上げるとはつまり、個々人の能力を最大化し、積み上げることです。能力を発揮してもらうにはコミュニケーションが大事だからと、飲みにケーションを行うのはいいのですが、さて、飲み会はどなたがリードしているでしょうか。

　スポーツも仕事もチームワークが重要であることはいうまでもありませんが、リーダーが「チームワークを大事にしよう」と呼びかけて、それだけでチームワークがよくなる組織はありません。チームビルディングのためには、リーダーがリードすることが大切です。飲み会の幹事を所員から募っては効果半減です。面倒かもしれませんが、所長が率先して幹事を担うことには意味があるのです。

さあ、皆で同じ高みをめざして登ろう！

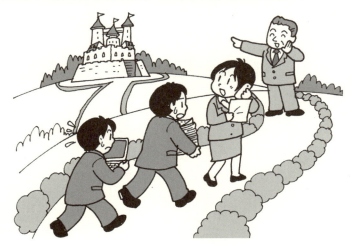

具体的な指示を出す

　チームの一体感を醸成するには共通の敵や目標をつくるのがセオリーです。目標に共感しメンバー全員で志を共有できると、チームはひとつになれるものです。そして目標を実現するための方針が戦略であり、戦術です。さらに、戦術を実行するための具体的な施策が日々のアクションプランとなります。どれが欠けてもチームは成り立ちません。

　所長など営業現場の管理職に求められているのが翻訳、つまり本社や上層部から降りてくる戦略を具体的な施策に落とし込み、メンバーにかみ砕いてわかりやすく伝えることです。「営業所の目標は○億円なので、各自目標を確実に達成してください」では指示になっていません。例えばこの指示を以下のように伝えれば、所員の理解が進み、

みんなで協力してやってみようという気持ちになってくれるのではないでしょうか：

「今期の営業所の目標は○億円。これは製品Ａと製品Ｂが達成すればクリアできるので、この２品目に注力しましょう。製品ＡはＣさんの○○医院で 10 名、Ｄさんの○○クリニックで 15 名増やしてください。また、製品ＢはＥさんの○○病院で 20 名の新患が欲しいです。ＦさんとＧさんは大口先で競合に処方を取られないように、前期と同じ数字を作ってください。ＨさんとＩさんは減少傾向にある症例数に歯止めをつけてください。これで私たちは目標達成できます！」

いかがでしょうか。こうすれば自分の数字だけでなく営業所の数字を考えるようになりチーム感が醸成できるでしょうし、一人ひとりの役割が具体的に見えてくるのではないでしょうか。ＭＲが自分に任された責任を全うすることは大切ですが、もう一段階視野を高め、潜在能力を引き出してあげるのは所長の役目です。

ナンバーワンを目指す

政治の場で発せられた「２位じゃダメなのでしょうか？」という言葉が有名になりましたが、特に営業現場ではトップを目指すべきです。もちろん、到底不可能な状況下でトップになることを掲げても、絵に描いた餅になってしまう恐れはあります。しかしトップを目指すからこそ、対策を練って実行するため実現の可能性があります。２位を目指せば２位になるための活動を行うため、トップにはなれないものです。

営業評価は数字がメインですから、ＭＲが控えめな目標を立てるのは仕方ないでしょう。所員の数字の積み上げが、営業所の目標数字に

足りないことは良くあります。その際、上司と部下とで意識のすり合わせは必要ですが、目指す方向が合っていれば、無理に数字を積ませることはないと思います。

本人のやる気を失わせるよりも、ナンバーワンを目指すことの大切さや、120%の目標を立ててストレッチすることが本人のメリットになることを説明し、納得してもらうことに力点を置いた方が良いでしょう。腹落ちすれば、自分で数字を増やしてくるものです。

やる気のある人に任せる

スポーツでも仕事でもチームメンバーそれぞれに役割があります。適材適所に人員配置され、メンバーが自らに課せられた役割を認識し、強みを生かして貢献できれば成果に繋がります。一方で、個人の希望と組織が求める役割に差があるとしこりが残りますので、所長はマッチングを心がける必要があります。

例えばAさんは営業所で開催する講演会の運営にチャレンジしたいのに、所長がAさんに能力がないと判断し、Bさんを任命する場面が該当します。成果を求めるがゆえの判断ですが、そもそも講演会の運営はひとりで行うわけではなく所員の多くが関わるので、Aさんのやる気を尊重し、Bさんにサポート役を依頼してはどうでしょうか。そうすれば成果の向上を目指すとともにAさんの能力を引き出す機会を設けられ、一石二鳥の采配になると思います。

納得できる説明をする

スポーツの試合には目標に応じて選ばれた選手が出場します。もちろんそこには選ばれなかったたくさんの選手がいますが、監督はどのようにして彼女/彼らのモチベーションを保つ努力をしているので

しょうか。良く言われるのが、私心をいれず、皆が納得のいく説明をすることです。

　営業所長の役割は成果を最大化することですが、それは言い換えれば、所員それぞれの能力を最大化することです。時には厳しい指示や命令をする場面もあるでしょうが、その都度説明を怠らず、どうしてそうする必要があるかをメンバーに伝えるのが大切だと思います。もちろん判断を見誤ることもあるでしょうが、そのときは自分が責任を取るという姿勢が信頼につながり、所員が伸び伸びと能力を発揮する風土を醸成できるのだと思います。

　能力向上は各自の努力ですが、会社は社員にチャレンジの機会を提供することができます。組織の総合力アップは個々人の強みを伸ばせば達成できることを念頭に、リーダーの皆さんはメンバーを励まし、丁寧なコミュニケーションを心がけていただければ幸いです。

著者略歴

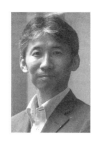

瀬川融（せがわ・とおる）

1972年東京都生まれ。1996年早稲田大学人間科学部卒。2001年米国クレアモント大学院大学ピーター・F・ドラッカー経営大学院修士課程修了（MBA）。外資系製薬会社にてMRとして診療所、中小病院を担当後、米国留学。ピーター・F・ドラッカー教授の理念を受け継ぐ教授陣から「マネジメント」を学ぶ。帰国後は降圧剤のプロダクトマネジャーを務め、その後MRとして基幹病院、大学病院を担当し、退社。医療の現場を知るために、医療法人にて病院経営改善に参画。ベッド数増床に伴う種々のプロジェクトに取り組む。現在は外資系製薬会社の広報部に所属し、経営陣と社員とのコミュニケーションや社内報編集等、社員のモチベーションを上げるためのインナーコミュニケーション企画運営に携わっている。

著書に『MR進化論ゼロ』『MR進化論2』『MR進化論』『勝ち組MRになるための条件』（いずれも医薬経済社）がある。連絡先：segawatr@hotmail.com

MR進化論3

2015年2月26日　第1刷発行

著　者　瀬川融
発行者　藤田貴也
発行所　株式会社医薬経済社
　　　　〒103-0023
　　　　東京都中央区日本橋本町4-8-15 ネオカワイビル8階
　　　　電話番号　03-5204-9070
　　　　URLhttp://www.risfax.co.jp
イラスト　ブックエンド　吉岡彰
装　丁　佐々木秀明
印　刷　三美印刷株式会社

©Toru Segawa 2015, Printed in Japan
ISBNコード：978-4-902968-52-1
※定価はカバーに表示してあります。
※落丁本・乱丁本は購入書店を明記のうえ、送料弊社負担にて弊社宛にお送りください。送料弊社負担にてお取替えいたします。
※本書の無断複写（コピー）は著作権上の例外を除き、禁じられています。